戴"帽子"的人：

精神疾患口述实录

汪作为　施征宇　主　编

华东理工大学出版社
EAST CHINA UNIVERSITY OF SCIENCE AND TECHNOLOGY PRESS
·上海·

图书在版编目（CIP）数据

戴"帽子"的人：精神疾患口述实录 ／ 汪作为，施
征宇主编．—上海：华东理工大学出版社，2022.10
ISBN 978-7-5628-6917-7

Ⅰ.①戴… Ⅱ.①汪… ②施… Ⅲ.①精神疗法
Ⅳ.① R493

中国版本图书馆 CIP 数据核字（2022）第 162886 号

策划编辑　　刘　军

责任编辑　　张　云

责任校对　　张　波

装帧设计　　李尘工作室

出版发行　　华东理工大学出版社有限公司

　　　　　　地址：上海市梅陇路 130 号，200237

　　　　　　电话：021-64250306

　　　　　　网址：www.ecustpress.cn

　　　　　　邮箱：zongbianban@ecustpress.cn

印　　刷　　上海新华印刷有限公司

开　　本　　890 mm×1240 mm　1/32

印　　张　　6.75

字　　数　　139 千字

版　　次　　2022 年 10 月第 1 版

印　　次　　2022 年 10 月第 1 次

定　　价　　68.00 元

编　委　会

本书是上海市医学重点专科建设计划（编号：ZK2019A06）的阶段性成果。

序　一

在精神障碍诊治(以及更广义的精神卫生服务)的历史上,尽管精神障碍诊治一直在患者个人权益保护与公共安全维护这一对矛盾之间小心地寻求平衡,但鉴于这类疾病的特点,"父权理念"(为了患者的健康利益而由社会或家人代为做判断和决策,包括强制诊疗的决策)一直是其"主旋律"。在这种模式下,患者本人的所思、所感,要么被视作"病态"而成为诊治的靶标,要么被当作"无临床意义"的信息而有意忽视。

随着传统精神卫生服务模式向以"心理健康"为取向的模式转变,个性化医疗、个体化医疗的理念在精神科临床工作中日益普及。与其他专科不同的是,精神科的个性化或个体化,除具有生物学上的意义外,还包含心理和社会学的意义。对特定精神症状和疾病过程的理解,对患者作为一个完整个体的理解,对患者生活环境和生活经历的理解,在某种程度上比"疗愈"本身更加重要,同时也可能是更具疗效的"疗愈"。越来越多的循证研究证据正在支撑这种新模式的长期或远期价值。

　　汪作为等医生以 28 名各类精神疾病患者为例整理的这本《戴"帽子"的人——精神疾患口述实录》，可以说是在这一潮流中迈出了可喜的一步：中国的精神科医护人员正在摆脱传统的"父权"服务模式和生物医学模式，向更深入的对患者作为独特个体的理解展开探索。这 28 个实录也的确回应了汪作为等医生编写本书的初衷。因此在我看来，本书的潜在价值不止于在社会精神医学层面让读者更全面地理解精神疾病患者、关爱精神疾病患者，而是更有可能在预防精神医学和心理健康促进层面开辟出一条具有专业应用价值、政策转化价值（自然也有学术价值）的服务创新之路。

谢　斌

上海市疾病预防控制精神卫生分中心主任

中华预防医学会精神卫生分会主任委员

序　二

　　我尽管写过些文字，但作序是第一次。这篇序是必须写的，原因有两点。

　　一是人缘。本书编写者中有多位都是我曾指导过的学生，他们所在的医疗机构是我回国工作后建立的第一家校外教学实习基地。我有幸与主编汪作为医师相识、相交十余年。他是一位具有国际视野并对精神健康社会工作高度认同的专家和医院管理者。看到这家教学实习基地接纳的一名又一名社会工作者成长起来，参编的书籍又即将面世，是一件欣快之事。他们并非精神科医师，却从事着精神卫生工作。在国外，社会工作的专业化和职业化已有百余年历史。而在国内，社会工作是近十年来才真正进入医疗领域的新兴职业。这些年轻的社会工作者投身于精神卫生服务事业，秉持专业伦理，持续关注了一件事：如何理解精神障碍患者。因为理解是做好服务的第一步。与精神科医师主要关注精神疾病有所不同，社会工作者更加关注的是带有"障碍"之人的社会生活。在这个意义上，本书提供了理解精神障碍患者所需的第一手资料。

　　二是业缘。从事社会工作与福祉社会学教学与研究十余年来，我所关心和探讨的议题，逐渐从美国精神病学家阿道夫·迈耶（Adolf Meyer）的"精神卫生论"与"精神卫生运动"，拓展到了与本土残障和康复相关的社会福利制度、社会工作和社会政策。其中，我最为关注的就是如何改善精神障碍患者的福祉问题。相比医疗化的处置，我更倾向于探索同理精神障碍患者、与精神障碍患者共处，以寻求实现人类福祉社会的可能路径。阅读本书，我体会最深的就是一位又一位精神障碍患者所呈现出的"普通人"的那一面。他们在充满物理障碍与社会障碍的人世间，坚忍地活着并不断寻求幸福的样子，体现出了实现福祉社会所强调的"当事者性"。戴帽还须脱帽人，理解"戴帽子的人"是帮助其脱帽的开始。援助"戴帽子的人"的过程或许是漫长的，有勇气扫清社会障碍的人们，就先请排斥一切先入之见，来听听这群"戴帽子的人"的故事吧。

杨　锃

上海大学社会学院党委书记、教授

目 录

上编 重燃希望之花

下编　品尝酸涩之果

附　　录

上　编

重燃希望之花

祸？福？

【口述人简介】

性别：女　　　　　　　　出生年份：1958 年

婚姻状况：已婚　　　　　患病年数：15 年

口述日期：2020 年 11 月 5 日

导读：世界上只有一种英雄主义，那就是看清生活的真相之后依然热爱生活。

　　我今年 62 岁，和爱人一起居住，儿子结婚后就搬到外面去住了。我原来在一家棉花厂工作，现在这家工厂已经没有了。1990 年，我患病后离开了棉花厂。之后，我先做过三个月的保姆，后来又做过三个月的接线员，也做过保洁员，直到 2003 年才退休。退休以后，街道的陈老师给我介绍了一份志愿者工作，主要是照顾残疾人。我每天上午八点钟去，九点钟回来，工作一个小时。开始时工资很少，后来涨了一些,每月从150块钱涨到了900多块钱。上个月月底我不做了,因为我家的房子要动迁了。

1990年,我第一次发病,到现在一共发过三次病。第一次是因为我跟婆婆吵架,吵完之后睡不着觉。我喜欢唱歌,就不停地唱,夜里在外面游荡,不回家,随后家里人就把我送进了医院。第二次发病是在1997年,因为下岗,我又发病了。2007年,我的身体又出现状况,具体什么原因我也不清楚。我的一个小姐妹在精神专科医院住院时,我去看过她。戏剧性的变化是,几天后她出院了,我却住进去了,而且就睡在她之前睡的那张病床上,滑稽吧?

儿子出生了,我就要跟她吵了

我婆婆有四个儿子、一个孙子、一个孙女,也算儿孙满堂了。她嫌不够,希望我生个儿子,但这种事谁也说不准。有一次我在家,听到她在外面跟别人说我生不出儿子,还说我是"狐狸精",我为这件事跟她大吵了一架,子虚乌有的事情怎么能乱说。我婆婆不喜欢我,也不喜欢我老公。全家人一起吃饭时,她总是把好的菜都留给她喜欢的小儿子,我们两口子吃的菜又少又不好。我老公很老实,他总是帮着他妈妈说话,所以我们常常吵架,我觉得他就是"愚孝"。更过分的是,我婆婆在外面到处跟人说我生不出儿子。后来我生出儿子了!我终于扬眉吐气了!我有种农奴翻身的感觉,总是忍不住要跟她吵,其实就是为了发泄自己心中憋的那口气。渐渐地,我由跟婆婆吵架发展到躲着她,吵着吵着觉得没意思了,索性看到她回去我就不回家,经常在外面兜来兜去,最后整个人都神志不清了。

为了我这个病,我妈妈经常以泪洗面

我爸爸妈妈对我最好了。我得了这个病,他们也不嫌弃我。吃了治病的药,我就觉得很难受,一直想睡觉,我爸爸妈妈心疼我,星期天从来不叫我起床,让我睡到十一二点,这让我很感动。他们也很体贴我,帮我处理家里的事,还帮我照顾孩子。当时我和婆婆吵架,一气之下就带着儿子搬回娘家住了。但毕竟是结了婚的,总是住在娘家也不是办法。1993 年,我又搬回去了。这次我是一个人回去的,小孩留给我妈妈带着,所以小孩就是我妈妈带大的。很多人都说这个病会遗传,但我家里其他人都没有得这个病的。我妈妈为了我这个病,经常以泪洗面,我想她一方面是感到自责,另一方面也是心疼我吧。

他们都说我老公蛮好的

我老公今年 66 岁了,我们当时是经过他的一个表姐介绍认识的,谈了一年多就结婚了,在当时也算闪婚。我们结婚那年是1987 年,我 1990 年发的病。我老公原来是纺织机械厂的工人,对我特别好,退休后抢着做家务,衣服也自己洗。早上我要休息,他就随便我睡到什么时候。前段时间我找了一份家政工作,每天七点半起床,他就提前给我准备好早饭。让我最感动的是,说起来也挺难为情的,我吃这个治病的药总是解不出大便,我自己又没办法弄,他就帮我抠。我也跟几个要好的朋友说过这件事,她们都说我老公蛮好的。

不丢人,妈妈很好

儿子知道我有这个毛病,但他从来没有歧视过我。他知道"真相"是在他17岁的时候,也就是2007年我发病的那次,之前他知道我在吃药,但不知道我得的是什么病。当时家里人没告诉他,我也觉得没必要告诉他,毕竟他还小。2007年,他都知道了,当时的场景还历历在目,我一辈子都不会忘记。当时我坐在床边看着无助的他,他低着头不敢说话,随后他也坐了过来,但跟我隔着一点儿距离。我们两个谁都不说话。过了好一会,儿子主动拉着我的手,眼泪汪汪地看着我。我想安慰他,但不知道如何开口。最后,我问他:"有没有觉得妈妈给你坍台(上海话,"丢人"的意思)了?"他说:"没有,妈妈很好。"我们俩相拥而泣。从那以后,我们家的氛围似乎变得更和谐了。每天儿子放学回来,我都给他吃两个荷包蛋,他学习很用功,也很懂事。后来儿子结婚了,他没跟儿媳妇说过我的病,幸运的是,十多年了,我也没再发过病。他们结婚有六年了,小两口对我也一直很尊敬。

我人缘不错,时间长了周围邻居慢慢知道我有这个毛病。我住院的时候,还有几位邻居来看我,劝我想开点儿。当然,以前刚刚发病的时候,也有邻居在背后议论我,不过现在蛮少的,再说,我也看开了。

因为生这个病,我认识了很多朋友

现在想想,其实我生了这种病,生活好像也没什么不一样,有时倒有种因祸得福的感觉。生病的确是一件很遗憾的事情,但因为生了这个病,我认识了很多朋友。生病以后,我积极参加各种康复活动。在残疾人艺术团里,我得过好几次奖,也结识了一大帮残疾人朋友,我们在一起,谁也不嫌弃谁,大家抱团取暖,很开心。说句心里话,刚生病的时候我挺自卑的,现在反而觉得没必要,人这一辈子有很多种活法,不完美也是一种美。之前,区残联每周一下午都会举办"精亲会"(全称为精神疾病患者及家属亲友会)活动,我们还出版过一本名叫《阳光下的日子》的书,里面收录的都是我们写的文章。虽然文章的内容很平淡,但看到自己写的文字被印刷出来,我们的内心还是蛮有成就感的。

生病不可怕,关键是自己要有信心

我的精神残疾等级是四级,算轻的了,基本没有影响我的生活。之前每次发病的时候,我的大脑是不太清楚的,都是家人把我送到医院的。第一次住院时，医生跟我说我得的是精神分裂症，要好好配合医生治疗。那时我根本不知道什么是精神分裂症，后来出院时才知道原来这个就是"神经病"（笑着说）。刚发病的时候，我的疑心很重，感觉人家都在说我，都要害我，同事之间聚在一起讨论工作，我都以为他们是在说我。其实这就是妄想，是生病了。生病就得吃药，这个道理我懂，但吃了一段时间后我就不想吃了，因为嘴巴发干，流口水，感觉自己快要废掉了。我接受不了这样的自己，索性把药都丢到垃圾桶里，这个在医学上叫作拒药。拒药的后果是我付出了巨大的代价——复发，这又让我回到了原点，实在是糟糕透了。也是从这一次之后，我深刻地明白了一个道理——药不能停，得听医生的话。我现在吃药很自觉，不用老公监督我。我想告诉大家，生病不可怕，关键是自己要有信心。吃药是一方面，保持好心情也很重要，我们要多参与社会活动，帮助别人。每年重阳节，我都会去附近一家养老院做志愿者。我们的房子马上要动迁了，搬走以后我还会回来参加活动。我现在很活跃，对自己的生活很满意，至于以后的生活，就顺其自然吧。

【专家点评】

本案例案主经过治疗取得了很好的疗效，其社会功能也有一定程度的恢复，能经常做志愿者，帮助其他人。案主能获得好的疗效得益于两个方面：一是案主有良好的心态，能正确面对疾病并坚持科学的治疗，有勇气和信心；二是案主拥有良好的家庭环境和社会支持，家人的宽容和鼓励，特别是丈夫在生活上无微不至的照顾，对案主的康复起到了重要作用。

（茅荣杰，副主任医师）

我是精神分裂症患者，也是强迫症患者

【口述人简介】

性别：男　　　　　　　　出生年份：1980 年

婚姻状况：未婚　　　　　患病年数：16 年

口述日期：2020 年 8 月 31 日

导读： 当他们的生活停滞不前，被疾病困在原地时，他们只能不断地回忆往事，试图找到原因，寻求解释，可以想象这很困难，而且希望渺茫，但这是他们唯一能做的。局外人也许会感慨，他们为何不能努力、勤奋、生活在当下。这些说起来轻松，当身为局内人时，谁又能承受这生命之重呢？

强迫症的一天

早上八九点钟是我起床的时间，每天的穿衣服对我来说是一项大工程。我是一名精神分裂症患者，也是一名强迫症患者，强迫症时重时轻，我的穿衣时间也就时长时短。不管强迫症是重还是轻，每天起床时，我的每一个动作，要穿的每一件衣服，我都需要给自己做好几遍心理建设。刷牙、洗脸、吃早饭时，我把拿牙刷、毛巾、筷子的手伸出去，拿回来，再伸出去，再拿回来……重复着、思考着、痛苦着。最近我的症状缓解了很多，这些日常生活也就轻松了一点儿。吃完早饭，我一般会先看会儿电视，再看会儿书。看书的时候，我总是忍不住把每一句话、每一段话读了一遍又一遍。我说话也有点儿强迫症——有时候想停下来，但是我一定会逼自己把一句话说完整，这样就会反复说很多遍。中午家里一般会吃得丰盛些，吃完饭我会去散步，有时候和家人一起去。下午我会玩电脑，然后是吃晚饭、洗漱、睡觉，严重的时候，我能洗漱到凌晨一两点钟。其实我已经习惯于强迫症跟着我了。医生说，强迫症是最难治的，我可能治不好了。

我从来没有出现过幻觉、妄想等精神症状，从来没有打过人、伤过人，住院也是因为身体不舒服。比起那些有很严重、很可怕的精神症状的病友，我为自己感到庆幸。但反过来想一想，如果他们看到我的强迫症状，他们说不定也会同情我。我们大概各有各的烦恼吧。

一 波 三 折

我今年 40 岁了，是家里的独生子，高考落榜后就一直待在家里，从来没有出去工作过。虽然我主动向社会迈出过脚步，断断续续地参加了计算机初级培训班，想获得一项维持生计的技能，但我始终没有得到一次迈入社会的机会，因为强迫症一直影响着我。

我并非一直是个loser(失败者)，我也有过辉煌的过去。小学毕业后我直升名牌初中，羡煞旁人，现在回想起来，那应该是我人生的巅峰时刻。步入高中后，噩梦接踵而至。我读高一的时候，思绪开始变得混乱，思考问题的速度越来越慢，似乎大脑神经被人用千万根皮带捆绑着，朝我思考的反方向拖曳。高中三年我过得很辛苦，高考落榜之后，父母给我报了高考复习班，但我只读了半年。

书读不下去了，父母自然很伤心，但更多的是焦急。父母连哄带骗地把我带到一家心理咨询中心去看病，医生检查后，说我得的是抑郁症，当时我的心情确实很抑郁。说起我性格的改变，应该是源于初二那次和同学闹过的一场矛盾，具体原因我忘记了，只记得我们打了一场架，而且我被打得狼狈不堪，心里产生了很大的恐惧感。慢慢地，我的这种心理问题越来越严重，逐渐影响到生活。再后来，我的状况越来越糟，人越来越懒，做事情动作越来越慢，不愿跟外界接触，不和外面的人讲话，在家时就把窗帘拉起来，不想被别人发现。2004年，我被确诊为精神分裂症。2006年，我出现了强迫症状，后来强迫症状越来越明显，我从此陷入了痛苦的深渊。最严重的时候，站着或者躺着我都会觉得痛苦；拿一样东西，拿起来放回去，再拿起来再放回去，反反复复要做好几次，才能拿起来，我的内心无比痛苦。

现在我的症状已经缓解了很多。强迫症其实是很难治愈的，但我有妙招：一方面是服药治疗；另一方面就是多动手、多参加社会活动。2010年，上海市残疾人联合会开设了阳光心园^①，我们社区的唐医生推荐我加入这个组织，这一来，就是十年。我很感谢机构里的老师，也很庆幸自己坚持了十年。我在这里唱歌、做操、写毛笔字、写文章、绘画，我还获得了一些证书，发表过文章。在家里，我也尝试着承担一些家庭责任，帮家人分担家务，但是由于患有强迫症，我做得并不好。

前半生这四十年，我最遗憾的事情就是高考没有考好。随着高考的失利，我的人生从高峰滑向低谷，后来生了一场病，再后来稍微好转，又从低谷到高空，算是"一波三折"，我的感受也是五味杂陈。不论是我还是我父母，刚开始的时候，压力都蛮大的，但最近几年我的情况好了很多。随着房子动迁，我们家的经济状况也逐渐好转，全家人经常一起出去旅游，父母想带我去看看外面的世界，开开眼界。从2016年开始，我们每年都出去旅游，我们去过北京、南京、扬州、泰山、西双版纳、张家界，参加过东南亚六国游，还有一次坐游轮去了日本和韩国济州岛，生活变得有滋有味。

如果恢复得再好一点儿，我想成个家，也想出去工作，自力更生，最好还能照顾父母，我想给父母争口气，让他们能够安度晚年。

---

① 阳光心园是上海市为病情稳定的慢性精神障碍患者提供日间照料、心理疏导、娱乐康复、简单劳动、社会适应能力训练的机构。

【专家点评】

精神分裂症伴发强迫症状甚至共患强迫症比较多见，一些抗精神病药物甚至会加重患者的强迫症状。从本案例案主的自我体验和自我陈述来看，强迫症给他的生活造成了很大的困扰。从症状出现的时间来看，案主2004年被诊断患有精神分裂症，强迫症状在此后两年出现并逐渐加重，因此他的强迫症状可能是精神分裂症的一个伴随症状，也可能是药物治疗后的不良反应。无论是哪种情况，有些患者都不得不带着强迫症状生活。保持积极乐观的心态和良好的人际关系可以在一定程度上减少强迫症状带来的痛苦。社区精神卫生工作团队与康复机构也给本案例案主的康复带来了积极影响。

（茅荣杰，副主任医师）

书读多了不一定是好事

【口述人简介】

性别：男　　　　　　　出生年份：1980 年

婚姻状况：未婚　　　　患病年数：16 年

口述日期：2020 年 11 月 3 日

导读：很多人拼尽全力获得了成功，成了浩瀚星空中闪闪发光的一颗星，但星星也会陨落。我们每个人终其一生都是一个普通人。接受自己的平凡与普通，降低自己的期待值，潇潇洒洒、自由自在地生活，或许是每一个精神疾病患者在成为患者前对自我的一种救赎。就算经历过再多的磨难，我们也不能放弃对生活的希望。

多年的努力没白费

我在上海的一所 211 高校读的本科，在另外一所 985 高校读的研究生。这两所学校离得蛮近的，我总觉得那所 985 高校的实力更强，所以读本科时我就想考到那所 985 高校去。在这件事上，父母很支持我，也给我提供了优越的环境和条件。

我年轻的时候有点儿心高气傲，不愿意走父母的老路，所以内心很抗拒做手工业的活儿，立志从事科学家、工程师、医生这些专业性较强的工作。受到这些想法的影响，我选择了计算机软件专业。

那时候硕士研究生的录取分数特别高，考上一所热门的高校是非常难的。我认为读研是一个深入学习的过程，考上研究生的前提是自己坚持不懈的努力。所以备考时我没日没夜地看书，坐累了我就站着学，站累了我就趴着学。就这样，我一直学到了进考场的那一刻。

回想起填志愿的时候，可以说是惊心动魄。那时候填志愿，如果不能被第一志愿录取，就很有可能被调剂到其他学校，甚至有可能被调剂到一个自己从来没听说过的学校，所以填志愿前一定要对自己有一个全面的判断。填写第一志愿的时候，我检查了很多遍，填完以后我的手心都是汗。

我还记得拿到挂号信的那天，我第一时间就拆开了绿白相间的信封，里面有一张通知书的单子，上面写着我被第一志愿的专业录取,那种激动的心情我会铭记一辈子。我觉得多年的努力没白费,觉得特别有成就感。父母也是相拥而泣,一直在感叹我付出那么多年的努力是值得的,他们感到无比自豪。

母亲的天塌了

我研究生阶段的学习还是蛮顺利的,虽然专业课有一定难度,但我基本上都能学会,加上学校师资不错,我很顺利地毕业了。毕业后我先到一家计算机公司工作,两年后,我跳槽去了另外一家公司。那时我们这个行业跳槽的情况很多,我的一些同学在短短几年里就换了好几家单位,我没过多久就去了第三家公司。

第三家公司是我噩梦的开始。在那里,同事们没日没夜地加班,工作压力特别大,上司对我的态度非常差,不久后我就开始变得呆滞,人很僵,思维迟钝,有时候没办法思考问题。整个人每天活得晕头转向的,没有活力,什么都不想接触,有点儿自闭。在很长一段时间内,我要么呆坐在椅子上半天不动,要么就到我不熟悉的地方乱逛。

母亲看见我每天昏昏沉沉的样子,就带我去精神卫生中心检查。当时是一位姓刘的女医生给我做的检查,她问了我一些问题,我也记不清到底问了些什么,问完以后她给出的诊断结果是精神分裂症,当场给开了药。当时我一下子就蒙了,我觉得这一辈子算是完了,那么多年的努力都白费了,感觉自己一下子跌落到了万丈深渊,十分沮丧。

听完诊断意见，母亲瞬间瘫坐在地上，我第一反应就是把她扶起来，但不知道为什么，我没有一点儿力气，扶不动母亲。我看着母亲的眼睛，从她的眼神里，我感受到她的绝望，好像一瞬间母亲的天塌了。过了一会儿，母亲自己站起来，她紧紧地牵着我的手，一直紧紧地牵着，带我走出诊疗室去拿药，就像小时候接我放学那样，牵着我的手，把我带回了家。

回到家以后，我第一时间就吃了药。第一次吃药，效果特别好，一吃下去头就不晕了，思维好像也就清晰了。母亲和我仿佛看到了治好这个病的曙光，我们也没那么绝望了。但吃了一段时间药后，我又开始昏昏沉沉，感到眩晕，思考不了问题，别人跟我讲什么，我也听不进去，状况比去医院看病的时候还严重。母亲看我的病情越来越严重，想着吃药就能控制，不想让我住进精神病医院，但仅仅靠吃药始终不见好转。有一次，我吃完药后，母亲跟我说什么我都没有反应，任凭母亲怎么叫我，我都没反应。情急之下，母亲把我送进了精神病医院住院治疗，母亲的天又一次崩塌了。

书读多了不一定是好事

以前我读书很拼，平时大部分时间都是在学校图书馆看书或者做一些英语听力训练。读研究生时，每一节课我都听得很认真，有些选修课我也一节没落下。现在想想，书读多了不一定是好事。

　　我在 29 岁发病前，其实是有一段酝酿期的，读研的时候应该就已经发病了，但程度没这么深。研究生学习很累，通宵达旦看书、做作业是家常便饭，这样的情形持续了一段时间之后，突然有一天，我开始感觉到有点儿沮丧，情绪变得很忧郁。在这以后，我每天过得都很昏暗，也没有兴趣参加各种活动。其实我觉得自己在读研期间就有点儿木讷了，就是因为总也不动，老是这样僵坐着学习。现在想想，如果选择读一个轻松点儿的专业，如果能多接触社会、多参加一些社会活动，如果能以大大咧咧的方式生活，我的人生可能会比现在好很多。

人生也就是那样

　　如果不生病的话，我估计自己应该有一个不错的人生。

　　刚得病的时候，我每天都很沮丧，一直在想：我怎么得了这种病，怎么这么落魄？我十分痛苦，也非常懊恼，一方面想着能不能快点儿好起来，另一方面又认为得了这个病真是太倒霉了。刚开始时，医生让我一天吃一片药，我每次都偷偷地吃三片甚至更多，就想赶快好起来。我每天早上都会锻炼身体，积极参加康复活动，我想这肯定能有一定的效果。但坚持了很久，我发现好像没什么效果。我住院的时候，同病房的病友跟我讲，这样是没用的，他们都在医院住了几年了，还是那样。我看他们也这样，也没有什么好的办法，于是就消极了，觉得只能如此，人生就是那么回事。

后来我了解了一些有关这个疾病的知识，据说很多人都有精神疾病，很多人跟我的情况类似，他们得了这个病最终也没有治好。很快我明白了：我不是什么名校的毕业生，不是多么厉害的人，我就是一个普通的人。我接受了自己就是一名精神疾病患者的事实，也接受了这个疾病将伴随我一生的现实。

我现在就想让自己轻松一点儿、活络一点儿。现在，我经常吹葫芦丝，听流行歌曲、经典歌曲、钢琴曲，还去看了国际乐器展，看别人弹古筝，这些音乐的律动对大脑是有好处的。我还做广播操，因为我觉得手脑协调也很重要。我参加了区里面组织的乒乓球比赛，拿了第三名。我想多参加活动，让身心活跃起来，开开心心地过每一天。我看一些老年病友们的生活过得蛮充实的，有的唱歌，有的跳舞，有的种种花，有的做编织，蛮好的，我也十分憧憬老年生活。

很多人可能跟我有同样的遭遇，或许经历过生活的苦难，或许因为身体、精神受到了打击而变得消极悲观。但无论处于何种绝境，我们都不要放弃对生活的希望，要坚定对生活的信心，找一些生活上的乐趣，在生活中得到欢乐。其实，人生也就是那样。

【专家点评】

自己或家人患上精神疾病，这显然是一个坏消息。很多人的第一反应是不知所措、难以接受，之后就会去寻找原因。精神疾病的发病原因很复杂，是个体素质和外部环境综合作用的结果。有些人因为有遗传、脑功能失调等缺陷，精神疾病易感性高于普通人，在学习、生活和工作中遇到自身无法承受的压力时,就会发病。精神疾病与文化程度之间不能简单地关联起来,本案例案主读研究生并不是其患病的原因,或许学习、工作压力大是诱因。相反,有些患者受教育程度越高,承受压力的能力越强,在发病后的恢复能力也就越强。

（史泊海,副主任医师）

让 我 来 说

【口述人简介】

性别：女   出生年份：1964 年

婚姻状况：已婚   患病年数：32 年

口述日期：2020 年 11 月 20 日

导读：这是一个日渐觉醒、立志为群体发声的先行者，还是一个停药时间长、处于兴奋状态的患者？生活给予她馈赠，也给予她伤痛，一路跌跌绊绊走来，她学会了控诉与反抗。这些有用的或无用的抗争，构成她大半辈子的人生，要知未来如何，且拭目以待。

生 产 之 痛

1989 年，我生女儿的时候得了病。产检时医生说我患了妊娠高血压,要我提前住院,不然出问题就自己负责。一开始我没觉得有多严重,但我还是放心不下,先后去了好几家医院检查,医生都说我需要住院。就这样,我赶紧住进了医院。住了一个多月,医生每天给我打针、测血压。一个月以后,医生看我状况不好,说给我打一些催产素,但后来又说我一定要剖宫产。当时我也做好了剖宫产的准备,但看着跟我一起住院的产妇,人家顺产的当天就能下床活动了,我觉得顺产蛮好的。加上旁边一个产妇的老公说,剖宫产要把肚子一层层剖开,我听了害怕极了,就吵着要顺产。医生听我吵着要顺产,就说我什么也不懂,要顺产就让我老公去签字,出了问题自己要负责。就这样,我就等着顺产了。

但意外发生了,我突然摔了一跤,医生说胎心都没有了。我很恐惧,求医生快点儿帮我剖宫产,医生说第二天下午两点多给我做剖宫产手术。

手术前,医生给我打麻药,问我痛不痛,我说痛,我真的很痛。孩子出生以后,护士说我精力还很旺盛,别人都虚弱得不行,我还一直讲话。出院回家以后我一直睡不着觉,心里特别烦,觉得婆婆、嫂子都不好。我当时没母乳给女儿吃,但女儿很乖,一天没吃也不哭。我住在家里,感觉事事都让我难以忍受,家人看我这样就把我送去了医院,医生说我是产后精神病(后确诊为产后抑郁症),不算什么大病。我也不知道自己为什么会得这个病,我想或许是因为生孩子太痛苦了,或许是因为等剖宫产的时候太担心了,又或许是因为我老公脾气不好。

家 庭 之 殇

我老公说他从来没看中过我，我觉得他是为了房子才和我结婚的，但他并不承认。我知道，那时候上海房子很紧俏。他跟我认识的时候，我们单位正好有分房福利，我们结婚之后，他就可以把户口迁进来，也有资格分房了。

当时我家里人都不同意我跟他结婚，我妈妈早就去世了，我爸爸蛮老实的，也不太管我的事情，我大姐叫我爸爸把户口本藏好，但我爸爸没听。我偷偷地拿出户口本去领了证。我还记得我们一月份领了结婚证，六月份才分到房子，但五月份我就怀孕了。他妈妈很不开心，一方面是因为还没办婚礼我就怀孕了，另一方面是因为房子还没分好，怀孕了没有地方住。后来生了小孩，我生病住院又出院，病情也稳定了几年。1993 年，上海好多人都去学车，说开车可以赚很多钱，考虑到我老公原来的工作不是特别好，我就问他要不要去学车。刚开始他说不去，后来看到开车挺流行的，他就去学了。学车的一万块钱是我二姐出的，后来他一分钱没赚着，每天还要付 400 多块钱给出租车公司，还要交罚款，他压力大得饭也吃不下，他妈妈就跟我吵架，说我害了他。那段时间我状态不好，在办公室里浑浑噩噩的，也没持续吃药，还和同事发生冲突，往人家身上泼了水，领导打电话叫我老公带我回去，当时真的觉得很丢人。之后我就暗下决心，不要再发病了，不要再麻烦别人了，于是直到现在，我一直没断过药。

现在我女儿结婚了,我还记得她跟我说要带男朋友来家里时,我把跟生病有关的东西都藏了起来,结果他们没来我家,而是去了她奶奶家。她从小学五年级开始就是奶奶带着的,她和爸爸更亲近。我不知道女儿是不是也看不起我,我们基本不怎么联系。我觉得,后来女婿可能知道我的病了。因为有一次我和老公吵架,有人报警,我被带到了公安局,警察说一定要监护人来,我就打电话给女儿,是女婿领我出来的。

工　作　之　挫

1983 年 9 月,我参加工作了。我的第一份工作是幼儿园教师,当时的工资是每个月一百多块钱。后来我怀孕了,领导照顾我,没让我正式上班,我每天就下午照顾一下家长还没来接的孩子。生病以后,我很久没去上班,同事们对我也蛮好的,轮流照顾我。那段时间他们说我蛮可怜的,领导还让人给我代班。后来换了一个新领导,他说看我蛮好的,像正常人一样,就让我和大家一样上班。上了两个月后,我的病复发了,上班也就中断了。

后来我们幼儿园被拆掉了,我和另一位肢体残疾的同事的人事关系就落在了旁边的小学。但过了很久,都没有人通知我去上班。我老公就陪我去那所小学,要求学校给我一份工作,我们去了好几次,都没有解决。我老公很生气,最后一次去时,他把学校的一张桌子上的玻璃拍碎了,学校报了警,但警察也没办法,到最后我的工作也没解决。

再后来，我公公跟他厂里同事一起去学校赔玻璃的钱，正好碰到学校领导，领导当时给我们做了主，让我公公给 10 块钱就算赔玻璃的钱，并让我再等一个学期去上班。1996 年 4 月 10 日，学校春季开学不久，我上班了。我的工作是管理职工浴室，管了大概一年，浴室就关掉了。我又去做了几个月绿化管理工作，还管理过一个小游乐园。我没有正式的岗位，工资也不高，因为生了这个病，我也没有去计较了。2008 年，我退休了，之后我加入了社区的阳光心园。

生　活　之　拗

生病以后，我对外部环境更加敏感，性格也变了。别人觉得生了这个病会头脑糊涂、智商变低，我却相反，我觉得生病以后我的智商反而变高了，也不知道怎么回事。以前大家先入为主，觉得生这种病不好，我很灰心，觉得自己真的不好。但现在，我不服输的劲头越来越足，做什么事情都不想比别人差，遇到不公正的事情，我还经常向有关人员提意见。

现在我的兴趣爱好很广泛。我喜欢写作、朗诵、跳舞，也喜欢唱歌，甚至还喜欢改一改歌词。我觉得人生最遗憾的事情就是生病，但转念一想，假如不生病，我也不会有那么多的故事，人生也太过于平淡了。我不怕被曝光，我觉得既然生这种病，已经被一些人看不起了，我就要让这些人看一看，我们生这种病的人是不是绿眉毛红眼睛的,是不是跟普通人不一样,还是有哪些是不如别人的。我现在的生活很精彩,我的人生也很精彩。

【专家点评】

本案例案主性格较多疑,对人容易产生不信任感。女性产后雌性激素水平急剧下降,更容易出现情绪波动和异常行为。患病后,她一开始存有侥幸心理,服药不规律,吃吃停停,经历了病情复发造成的人生困境。幸而她及时醒悟,坚持服药,使病情得到较好的控制,并恢复理智。我欣赏她有一股不服输的劲头,坚持做力所能及的工作,虽然岗位并不如意,但坚持做到退休,退休后又加入社区阳光心园,始终保持与社会的接触,因而保持和发挥了较好的社会功能。她乐于发表个人见解,对生活有自己的思考,如果能注意提高沟通技巧、把握分寸,就会更好些。言谈中能感受到她对女儿既有怨言,又有期待。案主患病本已不幸,如果能得到家人更多的理解与关爱,她的内心将获得更多的温暖与力量。

(肖春兰,主任医师)

归 于 平 静

【口述人简介】

性别：男   出生年份：1987 年

婚姻状况：未婚   患病年数：12 年

口述日期：2020 年 11 月 5 日

导读：*历经艰辛，终于走到平坦大道上，希望前方的路仍然平坦，因为他和家人已经筋疲力尽了。*

我今年 33 岁，如果没有生病，我应该和同龄人一样有一份稳定的工作，甚至已经成家，有了孩子，过着幸福的生活。回望 33 年的人生，我有遗憾，也有幸运；有低潮，也有温情。历经一切，我的生活终归于平静。

逝　去

2004 年，我 17 岁，刚读中专。我读的中专是四年制的，前两年我的生活别提有多美好了。当时我有一个特别要好的朋友，我们一起上课、一起学习、一起参加活动，别人都说我们俩像"连体婴"。我们俩只要一有空，就一人骑着一辆破旧的自行车，穿梭于上海的大街小巷。我们有时候还偷偷翻墙出去，到网吧打游戏，一打就是一个通宵。

但好景不长，第三年分专业，美好的日子也就结束了。我们俩被分到了不同的班，新的班级环境让我一时无法适应，专业课我上得很吃力，在学习上有了很大的压力。我们班的同学都是成群结队的，而我好像被孤立和排斥了。渐渐地，我发现自己变了，尤其是心理上发生了很大的转变，变得内向、偏执、易激动。孤立无援的我把好朋友当作了救命稻草，我压力大的时候就会找他聊一聊。刚开始的时候，他还给我蛮多支持的，但后来估计他也烦我了，不再像以前那样及时给我帮助和回应，我就质问他为什么不理我，吵着吵着，我把我的好朋友也吵走了……

一年后，中专即将毕业，我们开始实习、找工作。找工作是一件大事，工作找好了，接下来的生活就好过些；工作没找好，生活就没着落了。好在当时学校会给学生介绍工作，但我觉得班主任给别的同学介绍的工作都不错，给我介绍的工作就不太好。她给我介绍了几份工作我都不满意，最后一次她在电话里的态度不太好，说话不是很客气，我控制不住情绪，和她发生了很激烈的争吵，后来我就直接挂了电话。随着电话挂掉时"啪"的一声，我的心也在那一刻"关"上了……

朋友没了，班主任对我也不好，工作的事情也没有着落，内心压抑的我无人可倾诉。有一天，我开始能听到已故奶奶跟我说话，她在世时非常疼我，我不但不害怕，反而每天期待跟她聊天，跟她倾诉自己内心的苦闷，心情渐渐好起来了。但周围人都说我病了，看我的眼神也充满了恐惧。

一天早晨，我躺在床上，听到奶奶在耳边跟我说：我在地铁站等你。我从床上一跃而起，穿着睡衣、光着脚像发了疯似的一路狂奔到地铁站。到了地铁站，我没有找到奶奶，发现其他人都用很奇怪的眼神看着我。我是被警察护送回家的，他们建议父母带我去医院检查。父母听了警察的建议，带我去了一家综合性医院就诊。医生诊断以后，跟我父母说："你们的儿子患有精神分裂症。"我父母不敢相信，觉得医生肯定诊断错了，于是带我去了市级专科医院就诊。诊断结果一模一样！医生看我的情况还算比较稳定，就建议我父母先把我带回家休养。我生病的这十几年来，从未住过院。现在跟我一起在阳光心园做康复训练的学员，基本上都在医院里住过。这样一对比，我虽然得了精神分裂症，但是蛮幸运的，我从未住过院。

祸 福 相 依

从我记事起，父母就一直在争吵。我爸爸脾气很暴躁，妈妈也挺强势的,他们经常因为一些鸡毛蒜皮的小事吵架。我刚生病那会儿,他们为了让我得到休养,吵得比较少。他们把大部分的时间和精力都放在了我身上,让我感受到了前所未有的安静和温暖。好景不长,他们后来也习惯了我的病,觉得没多严重,就又回到了原来的样子。我尝试着去调解,但是越调解,他们吵得越厉害。

2015年,他们吵架吵得我发了一次很严重的病。那天,窗外下着很大的雨,爸爸烟瘾犯了,在家里抽烟,妈妈被呛得咳嗽起来,就开始数落爸爸,他们就这样吵起来了。我也很生爸爸的气,说了他几句。说着说着,我感觉头很痛,鬼使神差地拿了个玻璃水杯砸向我爸,他的头当场就流血了。看到血顺着他的额头流下来,我一下就蒙了。后面的事我记不清了,等我清醒过来,发现自己已经躺在区精神卫生中心的门诊大厅了。医生给我调整了药物,让我回家休养了。

在医生的帮助下,不久后我的症状得到了控制。自那以后,父母知道吵架会刺激我,就不再当着我的面吵架了。他们变了,变得对我小心翼翼,变得互相客气起来。看着他们这样,我心里也很难受,但又能怎么办呢?我无能为力,我也做不了什么。他们现在对我没什么要求,他们在生活中做的所有事情的唯一目的就是让我不要再发病,过得开心一点儿。我已经发过一次病了,不想再复发。疾病的复发对我来说是"祸",但"祸"能让父母不再争吵,这也算因祸得福了。我总算不用在父母的争吵声中生活了。

一成不变的生活，是我最大的幸运

现在的我已归于平静，每天过着家和阳光心园两点一线的生活。像上班族一样，工作日我按时去阳光心园"上班"。早上 7:30，妈妈准时叫我起床。洗漱完，吃了早餐后，我就步行去阳光心园，大概 8:45 到那里。上午，阳光心园会有不同的老师给我们开展活动。没有活动的时候，我和其他学员一起打牌。等到中午 11:00，我们一起在那里吃免费的午餐。我一般吃完饭就回家睡午觉了。其他学员在阳光心园里睡午觉，午睡起来后他们再回家。这样的生活我过了十年，十年来，我已经对这里的情况了如指掌，我会日复一日地做着同样的事情，这已经成为我的本能反应，这也是阳光心园其他学员的本能反应。

我的生活中有一件固定不变的事情，那就是打游戏。我每天都会打网络游戏，游戏已经成为我生活中的一部分。打游戏让我感到特别快乐，让我感受到自己与这个社会没有脱节，感觉到自己跟别人没什么不同。其余的空闲时间，我会去直播平台看游戏直播，看别人打游戏，学习别人是怎么玩的。我觉得这样特别有意思，无聊的时光也没那么无聊了。

在很多人眼中，我们是不正常的，但我不这么认为。虽然我现在的生活是一成不变的，但我觉得很轻松，没有任何压力，这样一成不变的生活没什么不好。我想，我的余生也将过这样一成不变的生活，平静而舒适。

【专家点评】

　　本案例案主起初的生活有好朋友陪伴，简单而快乐，但生活环境改变后，他出现了适应不良，逐渐变得内向、偏执，最终诱发了精神分裂症。他的社会支持一直很薄弱，在分班出现问题后，他唯一的好朋友也渐渐疏远他，父母也没有给予他足够的心理支持，导致他在适应不良的路上越走越远。案主的父亲脾气暴躁，母亲也很强势，他们经常吵架，这样的家庭氛围给他成长过程中性格的形成造成了不良影响，这可能是他出现适应不良的原因之一。幸运的是，他每次病情复发时都能及时接受治疗，没有因病情加重而住院。

（徐阿红，副主任医师）

对她，我是动了真心思

【口述人简介】

性别：男　　　　　　　　出生年份：1965 年

婚姻状况：离异后再婚　　　患病年数：25 年

口述日期：2020 年 5 月 21 日

导读：在社会和历史的变迁中，每个人都是时代的一粒尘埃。有些人落在峰顶，有些人落入谷底，站在峰顶的人并非都是实力使然，处于谷底的人也并非皆是懒惰和无能之辈。精神疾病患者的命运堪称"悲惨"，他们大多数都是落入谷底的尘埃，在世间挣扎着。但总有一些人不屈服于命运，努力拼搏，向往生活的阳光和雨露，这样的人难道不值得我们尊敬吗？

年纪轻，想赚钱

我从小就不喜欢数理化，而是喜欢文科。读完高中，我没有考上大学，就读了两年技校，学轧钢专业。1988年，我23岁，被分到轧钢厂的车间，做了一年的轧钢工人。那时候单位不景气，车间生产任务不足，每个月都有半个月要停下来，工资自然也很少。我就想在外面做些副业。我考了导游员资格证书，后来被上海一家旅行社录用，做业余导游，这份工作也蛮适合我的。

做导游也不容易

做导游也不容易。车子一动就要说，介绍城隍庙、外滩、宋庆龄故居、玉佛寺，还有孙中山故居，一路是不能停下来的。我喜欢跟人打交道，有时候还会给旅行团的游客们唱歌、朗诵，大家都觉得我很会调节气氛。我大概做了两年导游，此后旅游业不太景气，我还是回厂里面上班了。

没有文凭，与编制擦肩而过

回到厂里后，车间里还是没有什么事情做，后来工作也停了，车间工会主席叫我帮他写材料，但是说好没有编制，只给我一间办公室,写写车间总结、工会总结,还有支部的工作小结,我也没什么其他想法,觉得这份工作还蛮好的。我们厂当时有一个厂报叫《石钢报》,厂报编辑部邀请我做特约通讯员和特约记者,他们有什么活动,就叫我一起去参加,因为我写东西还不错,能帮他们争点儿面子,那时候我还是蛮开心的。那时还有一个插曲,我们厂里的团委原来准备让我去做团委干事,跟我说好了,说先借调工作一段时间,然后再给编制,但干部科不同意,因为我没有文凭。后来,我通过其他途径零零散散地赚了一些钱。

医务室来了位女大学生,我对她动了真心思

我们厂里的医务室来了一位女医生,原来在湖北一所医科专科学校读了四年大专,我去看病的时候认识了她。后来我就追求她了,带她到上海各个景点去玩。因为我住在厂里面,所以经常到她宿舍里去跟她聊天,她也愿意跟我谈对象。后来她说她有一个妹妹,在上海青浦一家玻璃厂打工,因为玻璃厂有毒,所以想找个人帮她调到上海市区来工作。我回去跟父母商量,问她的妹妹能不能住到我家里来,因为她在上海打工不容易,没有地方住,但是我父母不同意。后来我就下了决心不谈了,因为要孝敬自己的父母,父母是这样想的,我应该尊重父母的意愿。

我感觉自己是被这件事刺激到了,所以才发病的。发病的场景我现在还记得很清楚。那天我突然决定坐长途汽车去外地,为

什么呢？因为我感觉有人在追杀我，有公安局的人过来调查我，一看到警车停在厂里面，我就像如临大敌一样，汗如雨下。于是我就拼命地跑。跑的时候，也来不及跟家里人说，没过几天，我就自己回来了。路过长寿路桥的时候，我一下子就跳下去了，当时桥下的河水好像还挺深的，我的两只脚已经踩在了泥里面，还好我会游泳，扑腾几下就漂在了水面上。后来被民警救上来，送到了公安局。再后来厂里人把我送回了家，当时他们也不知道我得了什么病，就是以为我想跳河自杀。

那时，我们厂里有个精神病防保组，知道我的情况后，他们就带我到长宁区精神卫生中心去看了，医生问我问题，我答非所问，于是医生就把我收治入院了。在医院里，我还是经常出现幻觉，怕医护人员在饭菜里面下毒，就不愿吃饭。不吃饭会饿死人的，他们就把我绑起来，用调羹喂我。药我也不肯吃，因为我觉得药物有毒，就把药藏在舌头底下，但是被医生发现了。三个月后，我的情绪慢慢稳定下来，幻觉也没有了，于是就回家了。

我在家里休息了半年，然后回到厂里去工作了，厂里领导照顾我，让我扫地。从那以后，我也不跟女医生联系了。后来我回想了一下，其实在发病前，她应该隐约能看到我有些不对劲。有一次，我到她宿舍里去，她正在看一本医学书，书上面就有"精神病"三个字。其实，这场病给我带来的影响还是蛮大的，从出院那一刻起，我好像换了一个人，以前那些追求功名、努力赚钱的想法，突然变淡了。我听人说过，像我们得这种病的人寿命要比正常人短，所以我觉得生命是有限的,要学会放下,享受生活。

2001年,厂里进行产业结构调整,所有职工都下岗了,那年我46岁。下岗后,我没有闲在家里,前前后后做了很多工作,到上海大剧院做保洁员,到花鸟市场做保安,后来街道工作人员介绍我去洗车。这些工作都是做了一段时间人家就不要我了,觉得我动作太慢了,不像干活儿的人。没办法,我把对自己的定位降到了最低,不挑工作,但是后来还是做不成。其实我的内心还是蛮失落的,生病前做技术人员、导游、记者,到各个地方搞活动、采访,还是蛮风光的,但是这个时候我全部放下了,只要能有一份工作就可以了,不管能挣多少钱。

找到她,我的生活有了寄托

再后来,我去了上海市专门为精神疾病患者设立的日间康复机构——快乐之家(阳光心园的前身),一待就是十年。说实话,这里真是一个消磨时间的好地方,有心理老师给我们做心理辅导、开设心理讲座,也是从这个时候开始,我再也不想结婚了。但造化弄人,2017年,我在上海市心理康复协会认识了一位女性,没多久我就跟她领了结婚证。谁知道她一年内连发三次病,我每天要从家里到浦东去看她,后来她住院,我就一个礼拜去探视三次。她家在浦东有套两室一厅的房子,那时候我家的房子还没动迁,我和父母住在小破房子里,她妈妈看不起我,说我没钱什么的,再加上她老是发脾气,跟我母亲吵架,不久之后我就跟她离婚了。

后来我参加了外面的一个剧社，跟剧社其他成员在一起演小品、朗诵、唱歌，就这样，我认识了我现在的妻子。她是正常人，比我小六岁，我跟她说我有这个毛病，她说看不出，愿意照顾我。其实，她也蛮不容易的，以前结过婚，有个孩子在读大学，由她前夫抚养，她一个人在上海做住家保姆。我们结婚前，她因输卵管积液做手术，我每天在家里烧好黑鱼汤或火腿汤带去医院，她当时身上也没有什么钱，治病的钱都是我拿的，后来她都还给我了。结婚后过了不到两年，家里房子动迁分到房子了。说实话，我在这个阶段是最开心的，因为找到她后，我的生活有了寄托，有了色彩，有了奔头。我反而觉得，以前经历的都是磨炼，正是这些磨炼，才换来了平平淡淡的生活。找一个理解自己、关心自己的人——真正关心自己的人，最重要。

父亲没有抢救过来是我最大的遗憾

我母亲就生了我一个孩子，她嫁给我父亲的时候，父亲已经有三个孩子了，两个男孩和一个女孩。他的前妻三十几岁就去世了。当时父亲不想再婚了，但是我阿娘（上海话，"奶奶"的意思）不同意，说他这么年轻还是要再找一个，后来经别人介绍就认识了我母亲。父亲去世的时候88岁，他是倒在我怀里的。我心里一直很愧疚，没有及时把他送去医院抢救，叫救护车的时候已经太晚了。

那天晚上，我的一个舅舅从扬州来我们家，我们很开心，在一家比较大的饭店里吃饭。吃好饭以后，我发现父亲小便解在身上了，我也没放在心上。因为他走路不大方便,我就用推车先把他推回家,我们家在三楼,到了楼下我在父亲后面一步步走上去,走到三楼,门刚刚打开,他就倒下了。我立马就去扶着他,以为歇一会儿就可以了,没想到他没有呼吸了。等我打120的时候,他就不行了,所以我很后悔,如果我懂一点儿急救知识,立刻给他做人工呼吸和心肺复苏,他就不会走这么快。

我母亲现在年龄也蛮大的,92岁了。去年,母亲有一次患阑尾炎穿孔,还有一次患脑梗死,我都及时把她送去了医院。

母亲年纪大了,离不开我,所以我就安心陪着她。至于将来,我还是想到处走走看看。我很喜欢自己现在的生活,简单幸福,至于以后的事情,走一步看一步,不要想那么多,好好吃药,过好每一天。

【专家点评】

本案例案主在青壮年时期就开始发病,发病前已工作九年,其发病前个性发展及社会功能良好。案主患精神分裂症,但诊断明确,治疗及时,而且他能够坚持治疗,所以病情也恢复得较好。此外,案主的家庭及社会支持系统较好,访谈中可知他所在的单位、社区以及他的家庭都给予了他很多理解、支持、包容和帮助。他也积极主动地融入家庭、社会,积极参加工作、组建家庭,从而拥有了一种相对正常的生活。

（介勇,副主任医师）

南柯十年如一梦

【口述人简介】

性别：女　　　　　　　　　出生年份：1982 年

婚姻状况：未婚　　　　　　患病年数：15 年

口述日期：2020 年 5 月 21 日

导读：其实在精神障碍人群中，也有因病情轻重而存在的"鄙视链"。比如，抑郁症患者绝对不想被归类为精神疾病患者，未入过院的患者会觉得自己比入过院的患者恢复得更好，只发过一次病的患者会觉得自己的症状比多次发病的患者更轻。他们竭力剥去自己身上的层层标签，让自己显得更正常。但在其他人眼中，他们依然撕不去最大的标签——精神病人。写作可以丰富患者的精神世界，同时也带给他们很多苦恼。当一切都恢复平静了，患者是继续苦苦追寻自己的创作灵感，还是选择过自己平淡又平凡的生活呢？我们不得而知。

　　我一直都是个平凡的人，没有什么曲折的经历。

平凡的出书人

　　我喜欢写作，大学时就开始写作了。我读大一的时候，常常逃课去图书馆，看看诗词，或者查一些小说的历史背景，比如五胡十六国的历史、明朝的历史之类。2005 年，我读大四，出了一本书，写的是一个灵魂在同一时间转世成了四个人，然后这四个人之间相爱相杀的故事。

　　我在学校认识了我的师父，他是我大学里的一个老师。师父觉得我写得很好，就帮我找出版社，他联系了一个书商，帮我进行专门的策划。那时我们找了几个人合作，本来想组团打"江湖"，一起出书，但后来并没有成行。这些事情都是由书商负责策划营销的，最后他们付了我两万多元的稿费。那个时候我觉得写作还是挺有前途的，就决定以此为职业。我跟母亲说，给我五年时间。但是后来行业不景气，写的书也出不了。我后来还写过三本书，本来打算出版的，但是都没有完结。我有一个微博账号，之前我会在上面更新自己写的小说，粉丝数量还是比较可观的。

　　从事这个行业是需要有灵感的。我认识的几个写作的朋友跟我的情况差不多，他们也是过着非常不规律的生活，不会说什么每天一定要写多少字。他们中有的人在年轻的时候可能有一段非常激情的时光，比如去"北漂"。也有的人到中年就两样了，写不下去了，然后就找一份工作。但是他们找了工作以后,写出来的文章就不如以前的了。

这些朋友都是以前我找出版社出书时在网上结识的,他们当中也有和我一样的患者。前两天我听说有一个朋友自杀了,好像是得了抑郁症。我的这群朋友当中有不少人患有抑郁症。

昏沉沉十年

2008 年,我开始出现幻觉。为什么呢? 可能是因为写作“走火入魔”了。我写小说的时候,会沉浸在故事情节里,会不自觉地笑或哭,最后自己连现实和小说都分不清楚了。我刚开始没有意识到,我以为自己“通神”了,那是最开心的时候,我完全沉浸在自己写的小说情节里了,我感觉自己有未卜先知之能,然后还能听见别人的心声。母亲觉得我有点儿不对劲,她看我经常自言自语,还不时发笑,就察觉到我可能有精神问题了。

那段时间,我有点儿自闭,把所有人的联系方式都删除了。我觉得好像有人要害自己,久而久之,一个人都不联系了。当时也有些要好的同学,他们不知道我发生了什么事情。最遗憾的事就是我生病后和一个小学以来的好朋友失去联系了,不知道她现状如何。我曾经也去找过她,但因为动迁搬家再也联系不上了,而且她也不玩微博,很多朋友我都是在微博上跟他们取得联系的。

我和父亲关系也不好,因为生病的时候我老是怀疑父亲要害自己。他养了六只猫,那些母猫生的小猫他都不舍得送走,然后我就光火(上海话,"生气"的意思)了,为这事我们吵得厉害。母亲说,因为我生了病,所以父亲把猫当作自己的孩子来养,想找一个心理寄托。她说,父亲一辈子都要强,好面子,他就是为了我才病倒的。我不认同这个说法。至于朋友、亲戚,我也不喜欢他们,那时候大家一致觉得我不听话。我刚开始生病的时候,他们可能不太知道我是怎么回事,母亲估计也不太清楚,就找了亲戚来劝我,全都被我骂回去了。后来,朋友还有母亲的同事来了一拨又一拨,我也不理他们,有时我就到图书馆去。

2018年,我的病情很严重。当时我不觉得自己有病,更不愿意去医院。母亲没有办法,父亲的身体又不好,她就偷偷给我吃安眠药,吃一片没用,吃两片也没用,她就一下子给我吃了六片。她害怕我出事,就一直盯着我。就这样我也一直没睡着,最后还是去了图书馆。到图书馆打开书不久,我就趴在桌子上睡着了,母亲趁这个机会叫了救护车把我送到医院。到了医院后,接诊医生对母亲的这种危险行为感到震惊和气愤。不出意外,我被确诊为精神分裂症,但是我还是不承认自己生病了,也不肯吃药。我那时的病情越来越严重,医生建议我住院治疗,但是母亲舍不得我住院,情愿自己在家照顾我。再后来,我又转到专科医院,吃了大半年的药。2019年,我的幻觉症状消失了。

梦 醒 之 后

2019年发生了很多事,最难过的事是父亲去世。父亲得的是肺癌,走的时候很痛苦。那时,我的病症逐渐消失,脑子开始变得清醒,所以那是我最难熬的一段时间。父亲走后,我和母亲相依为命。母亲害怕我的病复发,经常带我到公园里散心,但怎么散心我都觉得不开心,浑身没劲。母亲觉得我状态不对,就又带我去了医院,医生说我得了抑郁症。精神分裂症患者也会得抑郁症?是的,医生说这其实很正常,精神分裂症患者清醒过来以后反而会容易忧郁,觉得人生没有希望。确实,我那时候什么都不想做,觉得做什么都没意思,以前有幻觉症状的时候人倒是很兴奋,沉迷于写作,时间都比较好打发,但是一下子闲下来了,就觉得整个头脑空空的,文字组织能力也没有了。

父亲去世后,有一次我把自己锁在卫生间里想静一静,母亲吓坏了,哭着叫我,拼命叫我,直到我开了门。父亲去世后,她也走不出来,阴影还是蛮重的,一天到晚地想他。

现在我觉得我们都熬过来了,能够习惯这种生活了。我现在已经有一年没有写作了,我的阿姨们都劝我不要写了,怕我再回到以前的状态。但我担心的是,不继续写,我的写作能力就恢复不了。我想着要是有灵感,还是要写的,因为我现在已经能够分清楚现实和小说了。

母亲从去年开始一直想要我接触社会上的人。她说,小说不是在家里就能写得出来的。她带我参加了康复俱乐部的活动,参加了国画班,还给我报了古筝班。我在大学时学过一段时间古筝,但是已经荒废了,最近上课弹古筝,手势全都不对。但是没事,我慢慢来,我现在也会在朋友圈发一些自己作的曲子,朋友们都会给我点赞。最近,我们家装修房子,都是我来处理的,需要买什么东西母亲就把钱给我,她在旁边看着我处理,有什么做得不对的她就提醒我。她认为我应该多跟别人交流。

我一直没有谈恋爱,因为我喜欢武侠小说《四大名捕》里的"无情"这一角色,所以总会不自觉地将其与现实中的人进行比较,我觉得我还是和自己的幻想结婚算了。所以我现在也没有谈恋爱或者结婚的打算,以后的生活我就一个人过。

我觉得生活挺平淡的,这一年我都在努力体验生活,但并没有什么可以给我带来灵感的事。但我还是想说,生了这个病不用怕,熬过去,后面就有一片天,我虽然也是随波逐流,但是现在感觉心安定了许多。

【专家点评】

本案例案主 2008 年起病,有着长达十年的未治期,尽管目前她经过诊治恢复得尚可,但未能及时得到诊疗,这对她本人及家庭造成了较大的影响。这背后的原因也不得不令人深思:有一开始对精神疾病的不了解,但更多的是否认、不重视,未能积极有效应对。这一典型的精神疾病发展与诊疗过程,真实体现了社会大众对精神疾病认知的严重不足,也反映了患者家人所面对的困难和无助,而这一切仍时刻在上演着,社会大众应该积极去应对,去改变。

(介勇,副主任医师)

路漫漫其修远兮

【口述人简介】

性别：男   出生年份：1990 年

婚姻状况：未婚   患病年数：4 年

口述日期：2020 年 7 月 14 日

导读：顽强的探索者在艰苦的跋涉之后，看到了一缕曙光，这曙光是信仰，是人，或是其他。对他人来说，这无关紧要；但对他来说，他终于找到了爱和归宿，获得了内心的安宁。或许还有些许疑虑，但是他获得了前进的力量，可以试着与自己和解。

命定的八岁

如果说我的一生必定会经历些什么，我觉得八岁是我命运的转折点。那一年，我得了乙型肝炎。它把我和周围的人隔离开来，不论是家人还是朋友，我总要时刻注意，我意识到我和其他人是不一样的。

我出生于湖南，六岁时母亲带我到了上海，父母的工作都很忙，我由保姆照顾。我的学习环境变化也非常大，我幼儿园时上的是寄宿制学校，到了上海，我转到了公立学校。从小学到初中再到中专，我和别人的相处都不好，在学校经常被霸凌。父母对我的学习、校园生活可能也处于手足无措的状态，他们会帮我去处理这些问题，但事实上我觉得他们都没有帮到点子上，做得不太好。

我渐渐长大，也开始明白乙型肝炎对我来说是一种终生不可摆脱的疾病。我安慰自己，要习惯日常生活模式，却也在每次的节日分餐中感受到区别与隔阂。我明白要与人保持距离，却又不可避免地想问一句："为什么是我，为什么只有我？"

如果说疾病是我日渐熟悉的伴侣，那么我的家庭则是我永远无法理解的地方。

大家庭二三事

随着慢慢长大，我的世界观受到了冲击。我生活在一个大家庭中，母亲是我父亲的第三任妻子，我有七个同父异母的兄弟姐妹。我上小学二年级的时候，父亲在没有离婚的情况下出轨，并且长期保持这样的状态，还有了其他孩子，母亲被动接受了这件事。

我觉得父亲的这种行为是对家庭和爱情的双重亵渎，我无法理解。但奇怪的是,其他人对这种很不正常的关系却笑脸相迎,一些客人甚至会当着我的面称呼我父亲为他出轨对象的"丈夫",我觉得这是对我和我母亲的一种莫大的侮辱。但我无能为力,虽然母亲和父亲的出轨对象在公司各执"半壁江山",但母亲是被嘲笑、被看不起的那一方。

我很同情他们,同情我父母的插足者,同情我的母亲,同情我的父亲,但其实他们并不需要我的同情。我既困惑又震惊,父母的插足者理所当然地将我父亲当作她的丈夫,母亲却依然教我要好好敬爱父亲。父亲的暴脾气十几年如一日,没有为任何人改变。我真的想问问他是怎么想的,可是我从来没有勇气,我是父亲眼中乖巧软弱的孩子。

父亲是大家庭的照顾者,照顾他的前妻们、孩子们,还有他的出轨对象等。他不是现在家庭的支持者,而是物质提供者。虽然父亲有了金钱,也拥有了这个社会所认可的权力,他可以做一些他想做的事情,但我还是无法认同。我无法以错误的观念生活在错误的环境中,这也许是我崩溃的原因之一。

消失的爱情

中专毕业之后,我的生活很迷茫,我一直在做一些服务性的工作。从 18 岁开始,我做过网管、推销员、咖啡师,最后不得不回到家族企业中做仓库管理员。每天工作结束后,我还要面对自己人生的选择：是准备结婚，还是自己一个人出去工作？最后我选择了顺从父母，但我的心并没顺从他们。父母安排我相亲，对方来自外地，在我家住了好几年，刚开始时我很排斥父母的安排。但后来公司有人给她介绍了一个对象，我在公司微信群里说那个男的是离异的，她便离开了公司，也离开了我家。她对我父亲说："我不会做你们家的儿媳。"家里人都不想我们再有联系了。父亲又为我介绍了新的相亲对象，我想搅黄她来上海的事，便告诉父亲我同时喜欢这两个姑娘，父亲当场打电话跟她说，我和前女友已经毫无关系了。于是他们敲定了来上海的事。再后来，第一任女友结婚生子了，第二任女友也渐渐跟我没了往来。

一切都回到了原点。但对我来说，爱情依然是一件很重要的事，我现在有父母，未来也会有另一半，但是在跟另一半相遇之前，我该怎么做？不幸的是，我之前看的是偶像剧和父母糟糕的剧本，还有社会上其他糟糕的剧本。至于他们如何去处理他们的婚姻生活，我已经不关心了。生活中的负面情绪，使我在跟异性相处时出现了很大的问题。

在这些不和谐的环境中，我感到很痛苦，我的负荷到了极限：家庭糟糕，学校生活糟糕，工作糟糕，和异性的相处也很糟糕。事事不如意，这时候，我彻底崩溃了。

跟第二任女友分手半年后，我的状态很不好，我被负面情绪完全控制了。我开始攻击自己，我想自残、自杀，想彻底离开家，跟家里断绝一切关系。我离家出走，在优衣库工作了半年，母亲看我住的条件很差,劝我回家,但我不肯回去,还绝食过。有一次母亲找了一个我亲近的阿姨来劝我,当时我有一种很强烈的窒息感,然后我便失去了意识。等我清醒过来的时候,我正把头埋在马桶里自残。当时我的负面情绪太多了,所以用一种非常极端的方式表达了出来。我能够感受到,自己是在做一些很不好的事情,但是我控制不了自己。可能我想去跟父母表达,但是他们无论如何都不愿意听,或者不理解,于是我在尝试去表达这些情绪的时候,可能就用了伤害自己的方式。

我可能会让自己准备好,去迎接我的另一半。我会选择一个我爱的人,跟她产生很美好的精神联系。在与异性相处时,我也要有一种谨慎、保守的心态。生活中有很多诱惑,有人会被它们牵制,被它们影响,然后被它们绊倒。每个人在迎接自己的另一半之前都需要做好准备,而不是毫无准备,不知道自己在跟随什么,在做什么,然后毫无准备地去面对爱情。

吾将上下而求索

我时常抱怨:为什么我会经历这些事?为什么我会有双相情感障碍?为什么我的生活是这样的?我经历的这些痛苦、忧伤、创伤给我带来了什么?我觉得这些是要用一生去寻求答案的。

以前,我自己去追寻答案:我去医院看医生,去心理咨询中心咨询,找社会工作者咨询,参加户外活动,读哲学、心理学书籍。现在,我把这项任务交给了我的信仰。2019 年年末,我成了一名基督徒。

我找到了一种很吸引自己的力量，感受到了一种有爱的氛围，它可以帮助我解决那些我无法解决和我认为自己无法解决的问题。而且，去了教会三个星期之后，我的睡眠得到了很大改善。

教会里的兄弟姐妹会倾听我的困扰、我的故事，会和我交流，也会告诉我该怎么做。无论我是否认同、接纳教会，他们都给予我尊重。教会里的兄弟姐妹知道我有乙型肝炎，他们为我祷告，希望我能够康复。在我以往的人生中，没有人对我说：我祝福你，你的病会好的，你的心情也会很好。我第一次听到有人说这番话的时候，内心是非常受鼓舞的。他们告诉我可以振作起来，无论什么情况，我都可以更勇敢、更客观地接纳自己、看待自己。

加入教会之后，我感受到轻松和自然，也感受到了生活方方面面发生的改变。我觉得之前的生活是被环境、负面情绪、迷茫所捆绑着的，信仰让我明白，我也许还会遇到挫折，会迷茫，会跌倒，但我不会再因为这些事情而陷在泥潭里。

双相情感障碍患者的情绪起伏很大，发病时，就像同时喝了一口冰水和一口热水。以前不愿服药时我束手无策，到了教会之后，我发现我的自制力变得越来越强，这种异样的情绪在慢慢地消失，现在不是它们控制我，而是我能控制住它们了。我的症状也缓解了。

【专家点评】

本案例案主因为乙型肝炎、复杂且混乱的家庭环境、两次失败的爱情，而与周围的人产生了隔阂，甚至产生了严重的情绪障碍，最终在教会的帮助下,他的心灵得到了抚慰。但需要指出的是,双相情感障碍患者还是要先到专科医院接受规范化的治疗,在情绪障碍得到缓解的基础上,再辅以心理治疗和社会支持,这样才会取得更好的疗效。同时,原生家庭中父母的角色非常重要,他们的言行和价值观深刻地影响着案主,获得关爱才是案主打破生理和心理隔阂的良药,也才能使他最终获得内心的平衡。

(颜俊,主治医师)

和家人在一起的日子

【口述人简介】

性别：女　　　　　　　　出生年份：1928 年

婚姻状况：丧偶　　　　　患病年数：32 年

口述日期：2020 年 7 月 10 日

　　导读：抑郁症在一般人的印象中可能就是不开心，稍微了解多一些的人可能会认为抑郁症是在较长时间内无法通过自己的努力而摆脱的不开心。本案例案主及其家人都很疑惑，案主一直都挺开心的，家里也没什么矛盾，为什么会得抑郁症？其实和普通人的理解稍有不同的是，抑郁症并不是不开心，而是觉得做什么事都失去意义。

工作时：我是上海市先进护士

我出生在浙江平湖县城一个豆腐坊家庭。14 岁初中没毕业，我就帮着父亲做豆腐了，所以老同学都叫我"豆腐西施"，我很喜欢这个名字。

1951 年，我从浙江嫁到了上海。那个时候的上海，不像现在这么繁华，很多人的文化水平并不高。居委会主任知道我上过初中，就请我给当时不识字的妇女当老师。那时候，人们都讲妇女能顶半边天，所以特别重视妇女扫盲这项工作，我当时干得特别起劲。

当时我的工作能力和工作热情给大家留下了深刻的印象，后来我就被选到卫生站去工作。经过培训，我成了一名护士，每天给患者打针、发药、包扎伤口。再后来，我又被选到社区医院的防保科工作，打针、发药这些工作就不用做了，但是要去里弄和各个卫生站指导工作，还要参加计划生育和爱国卫生运动这些工作。白天在单位工作，晚上回到家还是停不下来，邻居知道我在医院上班，家里小孩发烧了，都会请我去帮忙。当然我也没二话的，不管多晚，只要人家敲门了，我就会拿起药箱往外跑，然后回来自己消消毒，收拾好再休息。

我从开始工作到 55 岁退休，在岗位上一直都是积极认真的，领导、同事还有周边的群众也都看在眼里，所以临退休前，我被推选为上海市先进护士。我记得非常清楚，这个奖是由上海市卫生健康委员会、上海市总工会、上海市妇女联合会等部门联合颁发的。我获奖那年是上海市首次评选，获得这个荣誉，我特别高兴，家人也为我感到骄傲，毕竟这么多年的工作也算是得到了认可。

初退休：我人生中最开心的半年

1987年春天，我正式退休了，终于可以去见分别多年、插队之后留在延吉工作的大儿子了。5月，我坐飞机到了延吉，在那里住了半年。现在回想起来，我觉得那半年可能是我人生中最开心的半年。当时大儿子在税务局工作，他在那边有很多朋友，他的同事、朋友们听说他母亲来了，又是大老远从上海过来的，都对我很好。

虽然那时大儿子在当地住的房子面积不大，各方面条件也不如上海，但是能和自己的孩子重聚，我非常开心。空闲的时候，我们坐在一起，回忆他在延吉插队、工作的点点滴滴，我也听到了很多之前他在书信中没有提到的事情。他从小就很懂事，我也经常教育他怎么为人处世，怎么去照顾弟弟妹妹。后来，他主动选择到离家这么远的地方工作。他之前给家里写信都是报喜不报忧，说自己最早入团又是最早入党的。一直到那次见面，我才知道他中间吃了多少苦：个子最小，干的活儿反而最多，别人不愿意干的活儿他都抢着去干，领导没安排的事他看到了就主动去做；冬天热水少，别人抢热水洗澡，他主动洗冷水澡，把热水留给别人。就是靠这样的努力和谦让，他得到了领导、同事的认可。作为母亲，我听到这些很心疼，但更为自己的孩子感到骄傲。

后来我准备离开延吉回上海的时候,刚好赶上我弟弟出差到延吉,他回去的时候带着我一起,又顺路去北京逛了一圈。我们那个年代的人对于北京还是很向往的,我非常开心,最后坐飞机回到上海。

有个成语叫"乐极生悲",现在想起来用到我身上可能差不多真是这样。那么开心的半年过去,回到上海以后,我一下子就感觉有落差了。当时在上海的子女都在工作,他们工作特别忙,家里只有我和先生,没有什么不开心的。我和先生不是很聊得来,但是他是一个特别明事理的人,没有做过什么过分的事情惹我不开心。可能就是回到上海以后才感觉到退休前后生活的变化,从退休前那种很忙碌的状态一下子变得很闲散。我努力劝说自己,忙碌了大半辈子了,应该享福了,但是心里就是有一种说不出来的难受,从早晨起床开始,就特别受折磨,感觉自己什么用都没了。

这一天终于来了,我趁着家里没人的时候喝了一瓶农药,还准备了一把刀。做这件事的时候,我根本就顾不了孩子会有多痛苦,我的脑子里只有一个念想——赶紧结束。我喝了农药以后,很快就晕过去了,后来才知道,小儿子那天有采购任务,提早回来了一趟,发现我不对劲,就把我送去医院了。

敬老院:与他人有别的院舍养老生活

后来我被确诊为抑郁症,我前前后后一共住了九次院,都是在零陵路医院(上海人对市精神卫生中心的另一个称呼,因其坐落于零陵路而得名）。在我治病的这段时间里，我先生去世了，因为当时我在病中，所以没有特别大的感觉，但是毕竟做了那么多年的夫妻，说一点儿不难过也是假的，还好子女们陪着我慢慢走出了悲伤。

先生去世后，我要到子女家轮着住，就觉得很麻烦，所以跟孩子们提出来想去敬老院住。那时候大儿子已经从延吉回到上海了，由他出面操办这件事情。他在敬老院给我找了一间最大的房间，差不多有 100 平方米。这样的房间我要是一个人住就感觉太孤单了，孩子们也不放心，于是他们就帮我找室友，这个过程大儿子也花了很多心思。虽说我住进了敬老院，但他还是不放心，头几天他都在那儿陪着我。

在吃的方面我是很随意的，敬老院给什么我都能吃好，所以我跟我的子女说不用买那么多东西给我，我其实吃不完的。他们不放心，怕我胡思乱想，隔三岔五就把我接出去一趟，有空的时候还会特地带着我出去旅游。有子女这样照顾，我在敬老院里过得还是非常开心的。

晚年：有子女的贴心陪伴

后来我年纪更大一些了，子女还是不忍心，最后他们商量着劝我从敬老院里搬出来。搬出来以后，一开始我在三个孩子家里轮着住，但是我感觉每次搬来搬去特别不方便，而且白天他们出去上班了，家里只有我跟保姆。最后是小儿子提出来，反正他的公司办公室也是在居民小区里的,干脆就把其中一个房间作为我的卧室,在公司里帮忙的阿姨可以顺便照顾我。而且大儿子现在也在帮弟弟打理生意,女儿也是住在这个小区里,白天两个儿子基本上都在身边。到了晚上,一家人能在一起吃晚饭。这里地方也大,很热闹,我特别开心。我年纪这么大了,这样的生活我已经很满足了。

【专家点评】

　　退休前后的巨大落差使本案例案主产生了抑郁情绪,这在生活中其实很常见。这也提醒我们,要关注退休老年人的精神状况,家人的陪伴和关爱十分重要。但更值得关注的是,老年人退休后应学会主动地进行自我心理调节,学习如何更好地适应退休后的生活,如何让自己的生活更充实,做到老有所学、老有所用、老有所乐,才是避免心理疾病的良方。同时需要提醒的是,老年人应当定期体检,预防器质性疾病导致的精神障碍,如器质性抑郁症等。

（颜俊,主治医师）

我 是 党 员

【口述人简介】

性别：男   出生年份：1952 年

婚姻状况：已婚   患病年数：10 年

口述日期：2021 年 1 月 25 日

导读：他并不是铁打的，但是他顽强地把自己打造成了"钢铁战士"，在生活中有过许多挫折，但是他选择勇敢面对。

党员：这辈子我就跟着党

作为一名中共党员，我很自豪，这辈子就跟着党。我自认为思想觉悟还是过关的。

2003 年，"非典"疫情肆虐，我在铁路局做铁轨保障工作。铁路局要招募春节期间的后勤支援人员，我就去报名了。"非典"疫情发展到最严重的时候,我也没有退缩。我身体素质还可以,当时我跟妻子也说好了,如果真的开始上岗,我就暂时不回家里住,我也害怕影响家里人。那时候在路上遇到同事,他们知道我报名参加了后勤支援,就问我害不害怕,我说害怕也得上,再说我身体素质也还可以,没有不去的道理。后来可能后勤支援人员足够了,"非典"疫情也很快结束了,所以就没有用上我们这些后备人员。

去年新冠疫情最严重的时候,社区招募志愿者,第一次招募的时候我就报名了。我妻子不让我去,后来报名通过了,我就说我戴好口罩、做好防护就行,无非就是辛苦一些。

缘起:从当兵到下乡

我上中学时遇到征兵,就报名了。我们班级的男生都报名参加了体检,最后只有我和另外一个男生通过了体检。但最终由于一些原因我没有成功入伍,后来我下乡插队去了黑龙江。

我们一队人到黑龙江后没有分开,最开始借住在当地农民家里,后来我们自己的宿舍盖好以后,就住到了宿舍里。宿舍总共有两排,男女分开住。插队的十年什么活儿都要干,比如种苞米、黄豆、水稻等。一开始觉得很苦,早上天刚亮就出去了,中午还不能回来,食堂专门有人做好饭用马车送到田地里,午饭基本上就是馒头、包子等。当地的支部书记还是很照顾我们的。插队的生活苦归苦,总体上也还是可以的。那时候支部书记还说,让村里 50 多户人家各拿出一样吃的东西,给我们补充营养。他说,年轻人需要补身体,年纪轻轻就来了他们这里,很不容易。所以到了过年时,就有村民杀猪给我们吃。

回城：我已经娶了媳妇

在黑龙江插队十年后我回到了上海,随后就成了一名铁路工人,负责铁路上的铁轨保障工作。一开始我是跟着师傅学着做,后来师傅岁数大了,退休了,我就独当一面了。工作一定要认认真真地对待,这是我做事的基本原则,凡是我能做得到的,我一点儿也不偷懒。我从早上上班一直干到中午吃饭,午休一结束就马上开始干活儿,就这么干了三年多。

我不仅在自己的小组里干得好,而且整个片区的同事都说我最勤劳。后来分局的领导来视察,看到我这个情况说我这么干非常好,了解了我的情况后,提议让我入党。我一开始时推托,说自己文化水平不高。领导坚持认为我符合入党条件,我最终还是决定写入党申请书。之后每个月我都要写一份思想汇报,组织考察了我三年,单位党支部召开会议接收我为一名中共预备党员。那时在单位里入党是很难的,而且我文化水平也不高,如果工作做得不好没有人会搭理我,我就是靠自己,认真干出来的。

在回上海之前,我已经结婚生子了,妻子是在插队的地方做教师的,我们是经人介绍认识的。因为都还要工作,所以我们经历了很多年的两地分居,直到我妻子退休后她和孩子的户口才迁到了上海。当时给他们申请户口也是一波三折。我妻子退休以后,我就去虹口公安分局询问能不能把我妻子和孩子的户口迁到上海。接待我的民警指引我去居住地派出所找户籍民警办理,户籍民警了解具体情况后给了我一张表格,并且告知我需要准备哪些材料。我把材料备齐以后都上交了,但是过了一段时间我接到通知说没有得到批准,了解后才知道是缺了妻子的退休证。其实她的退休证在黑龙江已经办好了,就是还没来得及寄过来,我又赶紧通知妻子将退休证寄过来。那个年代的快递速度和现在是没法比的,我等了六天,心里有一些着急了,就直接到邮政总局的仓库里找,想着碰碰运气。我跟仓库管理员说好后就自己进去找,还真让我找到了。非常巧,那时候正好碰到他们的负责人准备下班,他一看是有黑龙江来的快递,就说亏得今天是他在,别人是没有权力直接核对身份证把快递件给我的。拿到妻子的退休证后我赶紧骑电瓶车去派出所,到的时候户籍民警已经准备下班了。我说这个证件是从邮政总局里直接拿出来的,就交给他了,后面又是等待。之后有天晚上大概八点多,我接到一个电话,说恭喜我两个人的户口全部进来了,让我去拿证明。那天我别提多高兴了。

未来:要过好幸福人生

我这个病就是睡不好,整夜睡不着,基本上能睡四个小时以上就算比较舒服了，大多数时候只能睡一个小时。我妻子非常清楚我的情况，白天如果我的面色不好，那肯定是头天晚上没睡好。有时候我躺在床上睡不着，都是眼泪直流，因为非常难受。

　　回想过往，我之前工作时有一个情况会影响我的睡眠。之前我的工作环境中噪声特别大，我自己买了耳塞，但是因为声音超过了120分贝，而且有很大的震动，所以耳塞效果不好。工友之间说话也听不清，基本上需要靠互相吼。我想应该是这个情况影响了我的身体健康。

　　去年我实在受不了了，才去医院看病。一开始吃过药会好一些，但是后来吃了半年，有天晚上又睡不着觉了。于是我就自己加药，第二天觉得这样不对，就去医院了。医生诊断后，给我调整用药。未来的话，我还是要好好配合治疗，除了按时吃药外，也要注意锻炼。现在我的情况比以前好多了，像之前那样整夜睡不着觉、直流泪的情况已经很久没出现了。如今我的第三代已经很大了，平时我就每天接送外孙女上下学，然后在家里做饭。孩子们特别孝顺，女儿知道我睡眠不好，还特地给我买了个按摩器，让我天天晚上按摩一个小时，所以目前总体来讲，我的生活还是蛮好的。

【专家点评】

　　退休人群滥用药物多与焦虑、失眠等有关。其中苯二氮䓬类药物滥用尤其严重，这与该人群易患睡眠障碍有关。苯二氮䓬类药物是有效且相对安全的镇静催眠药物，在临床上应用广泛，目前仍是治疗失眠症的常用药物。对本案例案主的诊疗首先要解决其焦虑等情绪问题,再结合案主的性格、兴趣爱好等,逐步强化其戒断安眠药物的动力,缓慢减少案主使用安眠药物的剂量。

(任其欢,主治医师)

未 来 的 路

【口述人简介】

性别：男　　　　　　　　出生年份：1981 年

婚姻状况：未婚　　　　　患病年数：20 年

口述日期：2020 年 11 月 12 日

导读：本案例案主在青春年少时被确诊为精神分裂症。自然，这场精神疾病给他日后的人生带来了巨大的冲击——学业受影响、职场受挫。但庆幸的是，他始终在坚持——坚持完成学业、步入职场，追寻着自己的梦想，这确实难能可贵。

我的两次高考

16 岁，我刚入高中，突增的学业压力导致我过于紧张，加上发生了意想不到的事情，高一下半学期我开始出现了幻觉。我明显感觉到自己和现实世界脱离了,想象力特别丰富,我无法判断哪件事是真实的,哪件事是自己想象的。后来这种情况越来越严重,正好赶上暑假,我就去医院检查,很快就被诊断患有精神分裂症。

确诊后我休学了,高二上半学期我一直休学在家里养病。在家休养的那段时间,我反而淡定了许多,觉得自己没什么大问题,只是幻觉比较多。渐渐地,我康复得比较好,情况也比较稳定,我回到学校开始了学习生活,但我的学业还是受到了很大的影响。我的学习状态很不好,跟不上大家的节奏。可能因为疾病的关系,我第一次高考很不理想,只能上一般的学校,我自己非常不满意。于是和家人商量了一下,决定去参加高考复习班。对我来讲,复读是十分困难的,毕竟高二有一整个学期没上课,数学落下了很多。第二次参加高考,我的数学还是没考好,总分被拉下来了,也没能考进理想的学校。我决定不再考了,进了一所普通的民办学校。在大学期间,我的病情控制得很好,我读书也十分认真,在学校里还获得了一些奖项。毕业以后我就去工作了。

兜兜转转的职业路

我的第一份工作是实习程序员,上岗后我觉得这份工作很枯燥,三个月试用期结束后我就申请辞职,另找了一份工作。当时跟计算机相关的专业非常流行,而且人才也比较紧缺,我在大学学的就是计算机相关专业,所以第二份工作是和专业对口的系统管理员。刚开始工作时我还挺积极的,渐渐地我发现自己并不喜欢与计算机有关的工作,一年后我又辞职了。

大学期间,我比较喜欢写博客,当时也没觉得这是个人的兴趣所在。之后在机缘巧合下,我发现自己真的对文字很感兴趣,比较喜欢和文字打交道,加上在写作方面有一定的经验,后来很长一段时间,我的工作都与文案相关。但由于我的人际沟通能力比较差,所以文案工作也断断续续,每份工作都做不长,一年左右就又换了一次工作。这样频繁地跳槽,并未引起我足够的注意,我没有做好职业规划,只是想着既然不想干了就辞职换工作。

正是因为没有明确的职业规划,所以我不知道自己到底想做什么,如何才能做好。我后来又转回计算机行业,在一所学校做计算机系统管理员,这份工作相对比较轻松,只要每个月定期巡检机房就可以了。学校有活动时配合其他老师做一些摄影方面的工作,但是由于没有正式编制,我的收入依旧很低。两年后,我和朋友一起创业,开始做电子商务方面的工作。

2017年,创业初期我的工作压力特别大,需要学习的新知识和兼顾的事情越来越多。我每天都感觉非常压抑,不久后我的疾病复发了。恢复好以后,我就去了阳光心园,那里的康复生活很安稳。我曾经也想过要不要再出去工作,但回想起过去十年工作一直在变动,奔波的生活让我感到疲惫,而且现在社会发展太快了,自己可能还是有点儿不适应,所以就一直没再去工作。

如果再给我一次机会，我不会这样做

在职场上，我其实没有经历过太多的事。我性格内向，和其他人交流时会很紧张，但有一次我却理直气壮地顶撞了领导。做编辑的时候，在我看来，标注了原创的文章就应该是作者自己写的，但有一天我例行在网上浏览文章时，发现有一篇文章很眼熟，好像在哪里读过。我想了想，这篇文章跟我领导几天前发表的文章是一样的，但署名却是另一名作者。我第一时间把这件事情跟领导说了，但他让我不要管这件事，我那时候想不通，就跟他理论。我说："这明明是人家已经公开发表的文章，你怎么能不做任何修改就标注为原创，署自己的姓名就直接发表呢？这种做法和我们的工作规范是不相符的，也有可能会给公司带来麻烦。"领导不以为然，没觉得自己的行为有什么不妥。

当时我还年轻，觉得只要做错了事情，不管做错事情的人是谁，都应该改正错误，却没考虑过单位的潜规则是什么，所以就很较真地跟领导说不应该抄袭别人的文章。我当时特别执着，还当着其他同事的面跟领导起了争执，让领导难堪，也让我自己很难堪。这件事是我在工作过程中少有的没有按照领导的意思做的事。这件事以后，领导再也没有把重要的任务交给我，只让我做一些"边角料"的工作，理由是我的工作效率低下。

这几年，我一直在反思和总结自己的过去。我想，如果事情发生在现在,我不会冒失地去顶撞领导。如果只是简单地论对错,我觉得抄袭还是不对的。但是在公司,作为员工,我还是要根据领导的意见来处理事情。

未来,我可能会随遇而安

五六年前,我还在学校里做计算机系统管理工作,虽然只是合同工,但收入还算稳定。经别人的介绍,我谈过一次恋爱,这次恋爱是奔着结婚去的。没想到的是,谈了半年多,我们彼此都觉得不是很合适,然后就分手了。分手后,我的心态蛮好的,我就当作多认识了一个朋友。关于感情,我认为是要看缘分的。好的感情应该是彼此相契合,有共同话题,所以直到现在,我也没有遇到合适的人,但我不着急。

目前我的计划就是好好做康复治疗,然后找一个能够重新开始的机会,因为在阳光心园里还是比较封闭的,不像之前接触面比较广。现在我好像有点儿封闭自己,但我不想这样,还是想让自己多出去走走。最近这两三年,我也没有出去旅行,对于生活也没有太多的想法。我很清楚,在短期内我可能没有办法让自己变得特别好,所以现在我只想好好地调整一下状态,不要太压抑自己,也不要想太多。

阳光心园的康复生活挺好的,特别是有各式各样课程的时候,挺有意思的,没课的时候就有点儿无聊。对没有工作的我来说,阳光心园算是我的临时庇护所。之前没工作,待在家里是非常难受的,这里能让我暂时过渡一下。未来,我还想继续找一份工作,过随遇而安的生活。

【专家点评】

我很佩服本案例案主的勇气。他得知自己患病后没有被击垮,而是坦然地正视疾病,积极治疗,康复后始终带着希望,两次参加高考,数次换工作,勇敢地追求理想。他勇于尝试,为自己的人生增加了很多阅历。

这一路上,他坚持治疗,难能可贵。但是越来越多的挫败感笼罩着他,未来的路在哪里? 生活的路上,他倦了,是时候停下来想一想,自己的人生定位是什么。也许,在自己的能力范围内,坚持做好一件事,让内心得到安宁,也是一种人生智慧……

(肖春兰,主任医师)

我眼中的世界

【口述人简介】

性别：女　　　　　　　出生年份：1978 年

婚姻状况：离异　　　　患病年数：15 年

口述日期：2020 年 8 月 21 日

导读：我们眼中的她——精神疾病患者，那她眼中的我们呢？

为了"冲喜"，我们结婚了

我今年 42 周岁，30 岁时结婚，32 岁时离婚。离婚后，父母不想让我嫁人，一来怕我再受刺激，二来我是家里的独生女，留在他们身边，他们可以放心些。

我和前夫认识八九个月后，他妈妈被确诊为胃癌晚期，男方家提出结婚"冲喜"，于是我们匆匆领了结婚证，婚礼都没办。

我前夫家人把钱看得很重,这跟我从小大手大脚用钱的习惯截然不同。举个例子,由于前夫家与我单位离得较远,所以我上下班都是坐出租车的,一日三餐基本上在外面解决,他的家人说我不会过日子,对我有些不满,这是我们离婚的导火索。

其实,我们之间的感情还可以,没有吵过架,他跟我发短信提出离婚,理由是性格不合,约我去民政局把手续办了。我这人性格很直爽的,要离那就离好了。我准时到了民政局,签字、盖章,所有流程走一遍不过五分钟,这段关系就结束了。之后我们再也没有任何联系。

离婚对我和前夫来说,不一定是坏事,因为两个人绑在一起互相折磨反而更痛苦。每个人的路都要自己走,谁也不能陪谁一辈子。到了我这个年纪,婚姻对我来说意义不大,自己管好自己已经很不错了。

生病的人倒像是我父母

我父母一直觉得我有精神方面的疾病,我倒觉得他们有这方面的疾病,天天在家里洗洗弄弄,拿块抹布擦来擦去,每天除了花 15 分钟下楼买个菜,就再也不出门了。哪像身边其他老年人,逛公园、钓鱼、跳舞,整天嘻嘻哈哈的。

我不愿意待在家里面,有时候听到他俩为了点儿鸡毛蒜皮的小事唠叨个不停,就很心烦。我情愿到外面逛逛超市,去看看老阿姨们怎么精挑细选买东西,看看广场上的小孩骑自行车,这些都让我觉得很有意思。我们家旁边有个文化中心，我在那里报了画画班、烘焙班、钢琴班，注意力转移了，情绪也慢慢调节过来了。对于我们这种人，走出家门去接触社会十分重要，视野开阔了，心胸就不会狭隘。

我爸爸脑子很灵活，但是个劳碌命，喜欢对我的事情大包大揽。我承认他很爱我，但是我觉得他的想法有问题，我这么大的人，完全可以独立自主，他还老是为我操心，过度的关心让我很反感。我离婚后谈过一两个男朋友，但都被他搅黄了，因为他觉得我找对象后精神病就要发作了。

我妈妈这个人性子急，爱唠叨，整天只知道做家务，把老公孩子挂嘴边，没有自己的兴趣爱好和交际圈子。她一说话就能把身边的人都得罪了。我给她买衣服，她试穿后，嫌弃不好看，让我退掉；我偶尔做个菜，她尝都不尝，认为没烧熟，让我倒掉。太伤人了！不过我气量大，很少跟她计较。

他们跟亲戚走动少，跟新邻居更打不来交道。他们以前是工人，住在老房子时，邻居之间穿个拖鞋站在门口天南海北噶讪胡（上海话，"闲聊"的意思）比较常见。如今搬到新房子里，邻居们都是些知识分子，像离退休老干部、医生、教师等。我父母觉得自己跟他们蛮有距离的，很难适应新环境。

我妈妈除了爱唠叨外，负面情绪还多，总觉得自己过得苦。我爸爸呢，晚上睡不着，有时候还哭。我觉得既然有病就要去看病，去跟医生多交流。跟他们在一个屋檐下住这么久，我的心态还能保持得这么好，我认为自己还是挺成功的。

关于我的监护人

我的监护人是我爸爸？这个我是有想法的。小时候,我偶尔听到大人们聊天,说我是抱养的,不过那时候我不相信,也没放在心上,毕竟小时候他们都非常疼爱我,家庭氛围很好,父母也恩爱。再看看现在,我相信我是抱养的,我去医院看病回到家,他们不会关心我的病情;我们一起生活这么多年,他们一直在我的饭菜里下毒;我有时候出去逛个街,我爸爸会在后面偷偷跟踪我;我手机放在桌上,他们会偷偷翻看我手机……我希望我的亲生父母能过来找我,做我的监护人。

再说,我爸爸有抑郁症,他服用氯硝西泮(一种治疗失眠的精神科药物)。他自己有精神病,怎么能做我的监护人呢?

去医院就像吃了补药一样

这两年,我的身体陆陆续续出现了一些毛病。我被诊断出患有子宫肌瘤,每天需要服用大量止痛药。但我不想动手术,毕竟家里两个老人没办法照顾我。我的肩周炎也发作了,需要定期去附近的一家医院做理疗。有一次,我在医院付费窗口看到了一个朋友,我怎么也没想到,竟然能在这里遇到他。他是我儿时的玩伴。但上小学时,他就从我的生活里消失了,周围人都说他出国了,我以为以后再也见不到他了。谁能想到 30 多年后,我竟然在这里遇到了他!虽然从容貌上我不能百分之百地确定是他，但一看到他胸牌上那个熟悉的名字，我的心突然"怦怦"跳个不停，眼泪唰地流了下来。但最终我没有叫他，他好像也没认出我。

很神奇的是，我经常在这个医院里碰到"熟人"，他们会像久别重逢的老朋友一样，主动关心我，亲切地询问我的病情。实际上我们可能真的互不相识，也不知道彼此的名字，但是这种被关心的感觉让我觉得很温暖，很感动，就像吃了补药一样。有时候，我心情很差，来这边走一走、坐一坐，心里就会舒服很多。

我现在需要服用很多药，精神类的、躯体疾病类的，这么多药总归有副作用。我不知道自己能活多久，但是多活一天就是赚到了，我很知足。

【专家点评】

本案例案主似乎有一些残留的精神病性症状。比如，她认为自己不是父母亲生的，这是一种很常见的症状，叫作非血统妄想；觉得父母一直在她的饭菜里下毒，这也是被害妄想的一种。从她的讲述中，我们可以感觉到似乎父亲对她过度关注、过度保护，而母亲又过分挑剔。作为父母，怎样照顾精神分裂症患者确实是一个难题，因为精神分裂症患者的自知力有限，有时社会功能也受到影响，所以有时也需要得到专业人士的帮助。

（方芳，主任医师）

这场病仿佛让我坐上了过山车

【口述人简介】

性别：女　　　　　　　　　出生年份：1983 年

婚姻状况：离异　　　　　　患病年数：8 年

口述日期：2020 年 5 月 12 日

导读： 从她的讲述中，我们能够感觉出她的优秀，但是双相情感障碍将她多年所有努力的成果瞬间清零。幸运的是，通过自己的不懈努力和身边人的帮助，她慢慢地走了出来。她的故事也向我们揭示了遭遇困难时正确的应对方法。

小时候，我是传说中"别人家的孩子"

前些年网络上有句流行语，叫作"别人家的孩子"，指的是那些很招大人喜欢，但又遭同龄人羡慕嫉妒的孩子。回想起我的读书生涯，似乎那个时候我就是"别人家的孩子"。从小学一直到高中，我读的都是特别好的学校，大学也是 211 学校。如果把成绩好的学生分为"勤奋型"和"天资型"，我应该属于后者。在十几年的读书生涯里，我从来没有熬过夜，反正做完功课就好。对很多人来说，中考、高考是人生的两个分水岭，但我无疑是幸运儿——中考直升，高中时提前保送大学。读书阶段，对于别人而言非常难的事情，对我来说都很轻松。

自然，一路走来我受到了老师的宠爱和特别关注。除了学习以外，老师还培养我播音主持方面的能力，因此在学校里我经常被推荐做主持人。

对于父母而言，我也一直是他们的骄傲。说实话，亲戚们和父母的朋友都很喜欢我，在他们的眼中我很乖巧，从来不和父母顶嘴，我可能看起来就是那种"别人家的孩子"，但是真实的自己只有我知道。我现在回想童年的生活，其实是比较压抑的。一方面，那时候父母关系不太好，经常吵架，为了不影响我学习，他们把我送到了爷爷奶奶家生活；另一方面，爷爷奶奶比较喜欢找碴儿，我总觉得家庭氛围不是很好。总体来说，小时候我觉得蛮压抑的。但我又不会像家里的哥哥姐姐一样直接与大人争吵，有什么事情我都闷在心里，不开心的时候最多就是自己憋在厕所里哭一场，渐渐地就养成了那种很憋屈的性格。

医生说，你眉头都打结了

可能因为一直以来都过于一帆风顺了，所以我从来没有机会去学习怎么抗压。进入社会之后,我才发现自己的抗压能力特别弱。因为我会小语种,公司实在缺少这样的人才,很多事情都派我去做,我压力就很大。其实很多事情我都会跟母亲说,但是她默认我的能力很强,所以只是跟我说:"你多做一点儿事不要紧,领导都会看到的。"

我的第一份工作就不是很顺利,后来找了第二份工作,类似于销售,但没做多久我又开始做自己专业的工作了。这份工作蛮压抑的,我觉得可能在那段时间里我的病根已经埋下了。我前前后后换了二十几份工作,真的特别夸张。

在感情方面,我处理得也不是很爽气。我和初恋对象分分合合好多次,一直到准备结婚。但在筹备婚礼阶段就很不愉快,对方什么都无法满足我,也不和我沟通,很多事情明明可以办得让双方都愉快,但最后都搞得很不愉快。当时我觉得这段感情可能已经不能继续下去了,大家就好聚好散。因为继续谈下去,其实就是互相折磨,没什么意思,就算我当时跟他结婚了,也不会幸福的。所有事情都准备好了,就举办婚礼了,最后他知道我发病了,于是就找了一个借口,断了这段关系。当时我还处于兴奋期,所以也没觉得难过,就把所有的热情都投注到工作上,精力特别旺盛。那时候,我很喜欢购物,比如出个差买包都可以买上十几个,一下子十几万块钱就花出去了。但是回头想想,买的很多东西完全用不上。

那晚,我发了几百条朋友圈动态

后来,我通过相亲遇到了我前夫。当时我的情绪处于低潮期,话也不太多，人也挺安静的，他觉得我挺好的，我们聊得很投机，感情发展也蛮快的，一年后我们就结婚了。我前夫其实不知道我的病情，也不知道我这个病会怎么样。因为想瞒着他，所以我也没吃药，于是病情就开始反复，人很兴奋，经常出去组织活动。他开始觉得有点儿不太对劲了，虽然我一直说自己没有病，他还是坚持带我去看医生。

那时候，我花钱确实比较大手大脚，他只好把我的工资卡收走，每个月只给我 1000 元的零花钱。于是我就做了一件特别夸张的事情：那天半夜我每隔几分钟就发一条朋友圈动态，说他收走我的工资卡，说他每个月只给我 1000 元，等等，发的都是一些连我自己都觉得很隐私的事情。现在想想，客观来说，他本人其实是很大方的。他也不会花我的钱，就是帮我存起来。在这件事情中，最夸张的是我不仅发了朋友圈动态，还生怕他身边的人看不到，就每条动态都特地提醒他的亲朋好友。所以你能想象得出，当你清晨起床，发现朋友圈的提示那里变成了省略号，点进去都是同一个人在提醒你，说的都是些不好的话。甚至还有外国朋友来问我，其实他看不懂中文，但是他也觉得一个人一晚上发了几百条朋友圈动态是很不正常的。

那时候我前夫哭过很多次，还到我们家来，求母亲把我的手机收掉，因为他真的不想跟我离婚，但是这样下去他也没有办法。母亲说，她根本就没办法找到我，而且那时候我的脾气很暴躁，跟之前的我判若两人。最后，我前夫也没办法，这段感情实在是无法挽回了。我曾经想过，如果事后他还愿意接受清醒过来的我，那么无论如何我也会尽量去弥补对他的伤害，可惜没有如果了。

在不被理解的时候，我仍继续前行

从我生病到现在，理解我的人少，不理解我的人多。甚至还总有人说，你有什么好闹的，你不是什么都挺好的吗？其中最让我难过的，还是我的前夫和我的父亲对我的不理解。

因为我前夫不了解这个病，我们之间的摩擦特别多。我们在一起的两年里经常分居。比如，我早上要唱歌，他就觉得我不太正常，把我送到我母亲那里，我感觉自己好像被丢弃了一样。他非常想要孩子，他觉得我们已经结婚两年了，该要孩子了。当然，他家里人也催得比较急。其实我那时候和主治医生沟通过，刚停药不久，怀孕对我是很不好的，最好是等到停药六个月以后再考虑要孩子。但是他不能理解，觉得这个病也不是什么大不了的病，就是有时候心情不好或者有时候比较亢奋，他就没有遵医嘱。停药不到一个月我就怀孕了，但后来我流产了，这件事情对我打击很大。

我父亲有一阵子对我的病的态度非常消极。我待在家里状态很差的时候，他不像母亲待我那么好，他会说让我伤心的话，觉得我好像废掉了，都不能上班了。过了一段时间，可能母亲批评他了，他就不说了。对于我的未来，他觉得工资太低的工作不要去做，可能觉得我是名校毕业的，拿这点儿工资他接受不了，这给了我很大的压力。

尽管不被理解，但我还是希望自己能够好好生活。

珍惜余生才能弥补过往的遗憾

我人生中最大的遗憾，可能就是错过了我的前夫吧。我一直都在想，如果我是一个正常的姑娘，那么应该可以和他很幸福地生活在一起吧；或者在一开始就告诉他我生病的事实，而不是隐瞒，可能也会有不同的结果；又或者我当时坚持服药，稳定住病情的话，可能也不会做出那么夸张的事情。不过我知道，这些都是我的空想，我们现在不可能回到过去了。不过我也想好了，以后我还是想找个能共度余生的人。但是，我会在一开始就把所有情况跟他说明白。

我现在已经意识到了，我这个病真的需要重视起来，所以我一直在规律地服药。另外，我觉得工作也特别重要，可能社会接纳我们也要从最基本的工作开始。而且一份朝九晚五的工作至少能保证作息规律。现在很多病友的作息不规律，每天可能睡到很晚，也无所事事。但如果有了一份工作，就会认识一些同事，还会有朋友，就不会很孤单了。

当然，自己多关注一些信息也很重要。比如，之前有个病友跟我说，她在公司跟别人聊不到一块儿。我说，你可以关注一下微信、微博上的一些热点，比如现在大家都在讲疫情，或者说前段时间在讲哪个明星的八卦等，这样就容易和同事聊到一块儿。平时我会刷微博，听流行音乐，我的一些朋友可能说这首歌怎么那么好听，我说这首歌最近很火。他们会觉得我走在了潮流的前沿，他们反而有点儿落伍了。

回顾这一路，我想可能只有珍惜余生，才能弥补一些过往的遗憾吧。

【专家点评】

本案例的案主从小未经历过挫折，升学、就业一帆风顺，但小时候不良的成长环境（父母关系不好，与"强势"的爷爷奶奶住在一起）使她形成了压抑、不善交际的性格，从而成为其发病的根源。虽然一直不被理解，但她始终心存希望，就像她所说的那样，珍惜余生才能弥补过往的遗憾。她已意识到规律服药、融入社会、关注大众热点的重要性，并不断提升自我。未来迎接她的，将是一条"康庄大道"。

（孙荣莲，主治医师）

婚姻和爱情

【口述人简介】

性别：女　　　　　　　　　出生年份：1995 年

婚姻状况：未婚　　　　　　患病年数：5 年

口述日期：2020 年 10 月 29 日

导读：她坐在我对面，身材瘦小，脸色苍白，面带微笑地跟我诉说着这些年的经历。窗外，一棵被掐了头的小草从墙缝里努力伸出头，拼命地呼吸着……

我今年 25 岁，从小体弱多病，感冒发烧是家常便饭。很小的时候，我得过肺炎和心肌缺血，因此读书时经常请假。长大后，身体好多了，可能小时候药吃多了，免疫力增强了吧。

一 对 冤 家

当年在党和国家建设新疆的号召下,我的外公外婆去了新疆,在那里生下了大舅舅、妈妈和小舅舅。妈妈16岁的时候,有一个知青子女回上海的机会,全家人把这个机会让给了妈妈,由于在上海没有自己的房子,回到上海后她跟我姑姑住在一起。

爸爸是一名警察。他性格孤僻,不喜欢结交新朋友,36岁的他与22岁的妈妈相遇、结婚并生下了我。一直希望做一个快乐单身汉的他发现,婚姻让他不自由了。对我妈妈来讲,爸爸虽然满足了她的物质需求,让她在上海有了自己的家,但是年龄上的差距让她常常觉得他们的思想不在同一个层次上,爸爸满足不了她的精神需求。我经常在想,如果不是妈妈怀了我,他还会选择跟妈妈结婚吗?从我记事起,妈妈就一直是家庭主妇,照顾我和爸爸的生活。等我上学后,妈妈出去打零工,做过超市售货员、家政等,但爸爸常常对这些工作嗤之以鼻:"这点儿收入还不如在家待着呢!"当妈妈真的在家待着时,爸爸又开始挑毛病了:"有手有脚的,为什么不出去工作?"我想,这是当今女性普遍面临的困境:孩子小时,她们牺牲自己成全了家庭;孩子大了,她们发现,偌大的社会竟没有自己的一席立足之地。

常年的争吵让他们的婚姻几乎走到了尽头。每次吵架,我都很害怕,不知道怎么去劝他们。他们都是我最亲的人,我不希望他们的关系恶化。外公外婆和两个舅舅后来也陆续回到了上海。一个舅舅在一家社区医院做清洁工，每个月领着微薄的薪水，住在医院的车库里。另一个舅舅没有工作，靠低保生活，与耄耋之年、小病不断的外公外婆住一起。我偶尔过去，看到舅舅给两位老人做的饭菜毫无食欲，就觉得人老了很可怜。妈妈受委屈后无人可倾诉，于是我成为她最好用的"垃圾桶"，倾倒完"垃圾"之后，她还不忘叮嘱一句"不要告诉任何人，包括你最好的朋友"。我把这些"垃圾"藏在心里，藏着藏着，我就憋坏了。

生病后，妈妈很自责，觉得不应该让我承受这么大的压力。但她始终觉得我生这个病与爸爸脱不了干系，因为吵架是两个人的事。

我 的 初 恋

六年前，我 19 岁，上大二。在室友的介绍下，我谈恋爱了。初恋虽美好，但由于各种原因我们没能继续走下去。之后，我看到他在我们宿舍楼下转悠，喊我的名字让我下去，但是每次下去我都找不到他。周围人都说这是我的幻觉，但我确实听到他的声音："王××，你怎么还不下来，干吗呢？"这个声音有时在我耳边回响一整天。伴着这种声音，我像被人点了笑穴似的，一直不停地笑，一笑就是一天，我完全控制不住自己。我跟很多人讲过，但他们都不相信我的话。后来我才知道，这是一种精神病性症状——幻听。

至今我都觉得愧对他和他妈妈，他妈妈的去世跟我们感情的事不无关系。我们分手后不久，他妈妈从菜市场匆匆跑出来，直接撞在一辆轿车上自杀了，这件事把我吓坏了。我常想，要是我俩顺从他妈妈，彼此不再联系，他妈妈也不会崩溃自杀吧。所以说，这件事还是跟我有关系的。不过我家人都说这不是真的，所以到现在我都无法辨别这是事实还是幻觉。

分手后，我给他打过电话，他称自己已有女友，而且即将步入婚姻殿堂，让我不要再联系他了。再打过去就没人接听了，我想，他应该是把我拉黑了。于是，我也拉黑了他。不过我现在已经有新的男朋友了，虽然我经常看到前男友在我家楼下，但我已经不确定他等的是不是我了。如果时间能倒回，我希望自己能够理性、妥善地处理这段感情。但我也不后悔经历这段感情，这些都是命中注定的。

成也萧何，败也萧何

我的第二段感情起源于传销，也葬送于传销。

当时我妈妈去了长沙，一头扎在她的"创业项目"中，我一直渴望妈妈能干出一番事业来，在这个家能有自己的一席之地。为了支持妈妈的"新事业"，我以"送精神疾病药物"为由，将爸爸骗去了妈妈所在的"公司"，并软磨硬泡地让他投了一笔钱进来。爸爸一开始态度坚决，认为这是骗局。当他来了之后，我带他参观了"公司"的大楼和宿舍，并告诉他这是政府项目，他才慢慢放下戒备，并转给妈妈30万元，让她用于投资，然后就匆匆离开了长沙。

　　这么好的挣钱机会，我肯定会推荐给男朋友啊。他是山东人，我们在网络上相识，我们既是男女朋友关系，也是债权人关系。在我的介绍下，他投了1万元，并来到了长沙。我与一个阿姨住在女生宿舍，他与别人住在男生宿舍。

　　后来东窗事发，我们都被警察抓了，我们的皮带、手机、iPad全部被没收，警察还让我们写出上下线的人员名单。同时，男朋友老家的很多亲戚都到长沙来了，但不是喜事，而是让我俩分手，并逼着我把钱还给他。我当时微信里还剩5000块钱，就全部转给他了。如今我俩之间还互相保留着微信，但不是用来维系情感的，而是为了归还剩下的钱。

　　这段经历让我体验了一场"水中捞月"似的爱情，也培养了一项让我终身受用的技能——做饭。在传销组织中，我们都是搭伙做饭的，在这样的环境里，我的厨艺突飞猛进，现在我可以用这门手艺为自己和家人做饭了。

活 在 当 下

　　要不是遇到我的第三任男友，我可能还陷在上段感情里不能自拔，或许现在已经跑到山东去找第二任男友了。第三任男友是贵州人，父母在他很小的时候就离婚了，后来又各自有了新的家庭，他成了两边家庭的"累赘"。17岁的他揣着几百块钱来上海闯荡，现在在一家酒店里做厨师。他经常羡慕地跟我说：你父母好爱你，他们是世界上最好的父母。

让我忧心的是，父母的关系随着传销事件的发展更加恶化了。我爸爸现在一看到我妈就生气，因为他觉得这件事祸起于她。为了避免吵架，我妈妈去了安徽，和朋友一起开护肤品店，说起来也巧，这个朋友还是她在传销组织中认识的。我特别希望我妈能创业成功，把之前的亏空补上，这样不仅能在爸爸面前扬眉吐气一番，也能避免家庭纠纷。

现在，我和爸爸住在上海，他刚退休，经常和他的老朋友一起斗地主、旅游，活得很自在。平时他负责擦地板，我负责买菜做饭，他说会养我一辈子，让我不用担心工作。偶尔我也会去安徽看看妈妈，看看她的生意做得怎样，我没有能力帮助妈妈，只能尽自己的一点儿微薄之力，每天在朋友圈里发一些护肤产品广告，但是效果不明显。

我不知道未来会怎样，唯一能做的就是活在当下。我希望妈妈能创业成功，父母关系能够修复，我和男友能够结成连理。

【专家点评】

本案例案主在口述过程中并没有过多谈及自己的病情，而是更多地讲述了自己家庭和生活的不幸。但她并没有自暴自弃，反而以乐观的心态接受现实，信守诺言，将欠朋友的钱还给朋友，与父亲分担家务，牵挂远在外地的母亲……她的发病及多次恋爱未成功也许与其原生家庭关系有关，但她没有责备他人，而是以宽容的心善待周围人，对未来的生活充满期待，这一点难能可贵，也有助于她的康复。希望更多的人能接纳她，尊重她的感受。

（丁燕，主治医师）

下　编

品尝酸涩之果

孤独的守望者

【口述人简介】

性别：女　　　　　　　　出生年份：1954 年

婚姻状况：丧偶　　　　　患病年数：12 年

口述日期：2020 年 6 月 16 日

导读：对酒当歌，人生几何？青春岁月转瞬即逝，带走了她最爱的丈夫、最牵挂的儿子、最念念不忘的亲戚，也带走了她的自由。在医院，她熟悉每一位医生、护士、社会工作者、实习生，她不断地向他们讲述自己的故事，配合治疗，只为问一句：我什么时候能出去呢？

医院的生活也习惯了，就是吃得不自由，我想出去租个房子，自己一个人生活。我可以每天自己做饭吃，以前我也从医院回家住过，那个时候我天天自己包水饺、包红豆包，空闲了还一个人出去兜兜。

大难不死的人

2008 年，我儿子进了监狱以后，那些讨债的人一直想要我的房子。我不敢出门，偶尔一个人出去买菜，买好了回来烧菜，吃好饭下午休息，就不出去了。我隔壁的邻居不是好人。我在家里听到讨债的人跟我邻居说，如果他们能让我把房子卖掉，就给他们一些好处。这些人把我逼得没办法，我就想着把房子烧了，如果房子烧了，他们就什么也拿不到。记得当时我在房间里把火点好，就拿个凳子爬到窗户上，然后从窗口跳下去。我住在四楼，跳下去之后我就什么都不知道了。

我是在医院里醒来的。医生给我做了各种检查，还做了脑 CT，医生说我没什么事，就腿上和脚上有点儿擦伤。当时有个护工阿姨照顾我，她说我命硬，开玩笑问我以前有没有参加过什么训练。我想了想说，我以前学过游泳，可以跳进深水里，但还真没学过跳楼的本领。

为了找到我家人，护工阿姨帮医生打听我家里的情况，我就把我弟弟的住址、电话号码给了她。他们找到了我弟弟，弟弟开车带着居委会的人一起来医院看我。后来亲戚们也都来了，我老公阿姨的孩子看到我说，是我老公救了我一命。是啊，孩子不争气，只有老公来救我，对吧？

就这样，你说我苦不苦？

消失的弟弟

当时快过年了，我弟弟请了个阿姨来照顾我。过完年以后，他说要带我去一个地方，我问他要把我送到哪里去，他说到了就知道了。就这样，他连哄带骗地把我带到精神病院来了。当时我弟弟是我的监护人，我的工资卡都被他拿走了，我想着孩子不争气，还有讨债的人，工资卡给我弟弟比较靠谱，而且换个住的地方也好。

我弟弟说，既然我和孩子关系不好，他就帮我另买一套房子，儿子一套我一套。然后他就张罗着要把我的房子卖掉，那时候他接我出院回家住过几次，因为卖房子要我签字，最后房子卖了六十多万块。有一天晚上九点多钟，他来医院找我，说有急事，一见面他就激动地告诉我，说在奉贤给我买了一套两室两厅的房子。我听了很开心，脑海里立马就计划着我和儿子在一起生活的幸福场景了。那天晚上，他接我出院去奉贤的房子看了看，结果那房子又脏又破，我不太满意，但想想总归有新家了，总比在精神病院住着好。可这房子竟然是他租来给我打马虎眼的，他压根儿就没买过房子，钱全都被他骗去了。再后来，我又住回了精神病院，母亲也去世了，弟弟家房子拆迁搬了家，也不知道搬到哪里去了，我再也没有他的消息了。我想告他，如果能出去，我想把我的钱要回来。

我真的后悔让他把我的房子卖掉。他在外面专干赌博的营生，我记得以前我妈妈把工资卡里的六万块钱给了我弟媳，不让他知道，就是怕被他乱花掉，我怎么就忘了呢？还有我的工资卡，现在我的工资卡在医院，医院帮我缴费，以前我弟弟拿着的时候，半年都不给我缴费，幸好当时在医院的帮助下我把卡要了回来，不然现在他人走到哪了我也不知道。

也怪我不好，他本来就不靠谱，我早就知道的。2001年我老公去世的时候，他原来所在的单位发了一万多块钱作为丧葬费，我把钱存在银行里，我弟弟很热心地忙前忙后，然后他就说借笔钱给他，说他欠人家钱，我就借给他了，结果他就再也没有提这事。

从小我父母对我就很一般，他们对两个女儿都不太喜欢，只喜欢儿子，我也无所谓。后来我进单位谈了一个男朋友，就是我后来的老公，那时候老公对我好，家里人也跟着对我好了一点儿。有了孩子之后，妈妈有时候帮我带孩子，孩子放假都是给她带的，暑假两个月我给她400块的伙食费。

现在我妹妹每年来看我一次，给我买好多东西，去年过年的时候她给我买了很多苹果，好大好大的苹果，还有饼干什么的。我妹妹蛮好的，她自己身体不好还来看我，我很感动。她脑子以前被我父母打坏了（其实是患有精神分裂症）。她和我妹夫有一个女儿，是学理发的，但很久以前就离家出走了，我妹夫每年都会到处去找她，不过到现在还没找回来。

没有办法，这个家真的乱套了，你说这个家烦不烦？烦死了！

消失的儿子

我儿子现在不知道还活着没有。我也不担心他,他又不听我的,我就是想问问,他现在是什么情况,如果活着我怎么才能找到他?

原本我儿子是没有工作的,后来找到了一份工作,这个要感谢居委会,居委会知道我们家困难,就帮他介绍了一份工作。那时候,他说他在单位混得很好,领导很信任他,还借给他一部手机,他每天都带在身上用。我还傻傻地说他们领导真好,还借他手机用,实际上他是骗我的,他就是到处骗人。我老公在的时候,他家亲戚跟我们经常来往,后来我儿子不争气,我就跟他们说不要来了。现在我住院,我老公的亲戚都来看过我,每次我都很难过。

2008年,警察到我们家来抓我儿子,因为他透支银行信用卡里面的钱,大概十万多块,我也不知道他拿钱干了什么,怎么用掉那么多钱。我也想不通人家凭什么借给他那么多钱。警察来抓他的时候,他拿出来一沓信用卡,都是他用来借钱的,现在还可以这么借钱吗?国家不管吗?随随便便什么也不要就借给他,我真的想不通,应该抓得紧一些啊,不然怎么行呢。警察抓他的时候,他跪在地上求我说:"老妈你就帮我这一回吧,以后我再也不骗你了,这是最后一次。"可是我就这么点儿退休工资,怎么帮他还掉这些钱呀?我记得那个时候警车就在外面等着,现在我再回头想想,如果我当时说一句帮他还钱的话,他可能就不用进监狱了。可是我怕呀,我怕帮他还掉以后还会有无数次。以前他爸爸也帮他还过好多次。有一次，他说在外面找了一份工作，老板要他交一万块钱的押金，他爸爸真信了。后来我骂我老公，我说你怎么还不知道你儿子的禀性呀。

我儿子被关了两年半，2010年从监狱出来，我弟弟带他来看我，我弟弟说他这监护人可以不用做了，应该让我儿子来做，我也是这么想的。有一次，我弟弟因为卖房子的事领我回家，当时我儿子也在，我叮嘱他，马上我们就有自己的房子了，这套房子有两个房间，我们母子俩一人一间，接下来他只要找份工作，再娶个老婆，等我出院，我们一家人就可以好好生活了，我可以在家里帮他们做家务。可是他没好气地说："你以为现在老婆这么好找？"你说他这个样子吓不吓人，他该怎么办啊？我儿子最后一次来看我大概是2013年还是2015年的时候，他一个人来的，还说过几个月带我回家。可是自那次之后，他就再也没有来过。我们家亲戚也没有他的消息，谁也没有再见过他。

你说这气人吗？这个家怎么办呀？

往 事 如 烟

我老公是2001年去世的。他生病了，好几种病，就这样去世了。我老公对我很好，非常心疼我，一日夫妻百日恩，所以我一直到现在也没再找过人（指再寻找一个老伴）。他以前发了工资都交给我，连打麻将赢的钱都给我。所以我不想再找，我这样一个人也不错。

我是1972年毕业的，在手表厂工作。1976年，我被分配去安徽，我和我老公分在一个队里,我们就这样认识、恋爱、结婚了。1984年冬天,我婆婆病重,我们得到了第一批回上海的机会。单位分了房子,那时候所有被分配去安徽的工人,哪怕在当地成家的,都可以带家属回上海,他们后来也一批批地回来了。我们回来以后,分到了一间10.7平方米的房子。那时候厂里工作很辛苦,钱挣得也少,但是我老公很疼我,他们单位组织出去旅游,他自己不肯去,还骗我说单位里走不开,然后把名额让给了我。我记得那次我去了深圳、广州,我很感谢他。那时候一有空,我们就在家里做好吃的,还经常叫厂里的同事一起来吃,现在想起来真的很开心。

【专家点评】

　　本案例案主经历重大的生活事件后发病,住过两次院。住院期间,其监护人两度变更,且两名监护人最后都消失了。案主也曾有过出院的经历,其中的缘由与监护人的监护力度存在较大关系:好的家庭照料对案主的治疗和康复有持续的帮助;如果家庭的监护功能缺失,案主很可能会反复经历"旋转门"的怪圈,难以回归社会。目前案主已然康复,可是家庭监护功能的缺失让她迟迟不能"回家"。荣格说过:孤独并不是因为身边无人,而是因为一个人无法与他人交流其最要紧的感受。期待案主的监护人看到这段故事后,能感受她的那份孤独,并接她回家。

（徐韦云,副主任医师）

住院十年，我依然在等

【口述人简介】

性别：女　　　　　　　　出生年份：1947 年

婚姻状况：已婚　　　　　患病年数：30 年

口述日期：2020 年 11 月 5 日

导读：对有些精神障碍患者来说，精神病院成了他们心灵的港湾，他们习惯了日复一日的"枯燥"的生活，在这里他们能够找到"外面"所不能给予的确定感。长期的住院生活，让他们接纳了自己，接纳了疾病带给他们的一切。但是，看似"看穿"尘事的他们，其实对外界的向往和对自由的追寻却从未停止过，这或许就是"生命"的力量。

　　我今年 73 岁，住过三次院。刚开始不舒服的时候，我和家人说过，当时他们都没往这方面想。27 岁那年，住在加拿大的三姐姐回国生孩子，她看我身体不太好，就联系了精神卫生中心的朋友，第一次我就进去住了十个月……这是我第三次住院，住了十年了。我挺习惯这里的生活，看看书、听听音乐。和妈妈一样，我喜欢听越剧，也喜欢听京剧。有时候看见马路上乱哄哄的，我反倒觉得不舒服。我想出院以后，也能过和现在一样的生活……

慌张的牧场工人，认真的"赤脚医生"

大学毕业后，我被分配到牛奶公司第一牧场工作。那时候我看到小牛、小羊挺害怕的。牛棚里稻草堆得很高，都需要弄干净、晒干以后铺开。这样牛在外面晒完太阳，回来睡下就比较舒服，产奶量就会高起来。这个工作要三班倒。他们说，像我这样的女同志很少，之后就把我调到了牧场产房。当时有一头牛，马上就要被牵去杀掉了，我去挤奶，它就一直在尖叫，脚都踮起来了。它这样一踮，牛奶桶就翻了。我坐在凳子上弯腰去扶，一不小心就摔下来了，牛脚正好踢过来，踢在我的耻骨上，当时同事把我扶起来送到第四人民医院，结果是耻骨骨折。这件事之后，我就不在牧场产房里待了，去医务室做了个"赤脚医生"。

从24岁开始，我做了两年半的"赤脚医生"。他们把我调到闸北区（现并入静安区）的地段医院，我在那里进行了六个月的实习，每天实习半天，下午回单位医务室。那个时候屋子正好是敞篷房，两边拉到顶的，别人讲话都能听得见。住在附近的牧场工人，小孩一生病就到我这里来拿药。这是公物私用，我就不给他们，但工会主席知道后就说，"给他们，给他们"。

　　我做事很规矩的，一个月下来要进什么药，药瓶、药单我都记录得清清楚楚的。工会主席知道我做事蛮辛苦的，他也因此蛮照顾我的，但有时候我也不听他的话。就这样来来回回的，那个时候身体就有点儿不好了，一个原因就是受工会主席的气，他蛮凶的。

　　还有几次在牧场里打玉米，玉米的秸秆很长，堆在一起堆得很高，我们要爬上去打。那时候天很热，大家都很渴。工会主席就叫了公司派下来的几个人给我们送水，看着我们工作。我们的下班时间是下午五点钟，我每次回到家的时候都七点多了，饭也没得吃。他们也不说什么好听的话，还说我怎样怎样的。我是凭良心在做事情呀！工会主席要做的事情全都放到我这里，他可以准时下班回家，我要晚上七点多才能回到家，我心里不太高兴。

　　做"赤脚医生"那段时间，人们来医务室拿药，基本上是拿完就走，其实我倒挺想和他们聊聊天。有时候我就在想，调回小牛棚也挺好的，因为在医务室还要算各种账……我数学不好，我是文科班的，就想调回小牛棚，之后慢慢就有点儿影响到脑子了。

那时候身体不好，一方面是因为谈朋友

　　亲戚朋友们看我在医务室工作蛮好的，条件也不错，让我谈对象时要求高一点儿（笑着说）。我爸爸就托他办公室的女教师帮我找对象，个子矮的我不要，不是大学毕业的我也不要。谈朋友挺吃力的，

这个人介绍那个人介绍的。工作感到吃力以后，我睡觉睡不好，就跟父母说想吃几片安眠药，让他们别再给我介绍对象了。

之后妈妈又给我介绍了一个人，大学毕业，我倒是挺感兴趣的，就跟父母说这是我最后一个(相亲对象)了。我们在黄浦工业园区里碰面，他当时要去卫生间，我就在外面等他。其实那时候我也应该去卫生间的，可我没去。之后走了一段路，我的小便就很急，憋不住了，止不住地流了一裤子……后来我们慢慢地就不联系了，我想他应该觉得我这个人蛮滑稽的。那时候，我27岁。

我的第一个男朋友长得很英俊，我们还是没走到一起，算是失败在房子上面，因为他们家没房子，而且男生太帅气的话婚后也很讨厌的。还有一点，他不是大学毕业生，他到我们家里来做客的时候，买了奶油蛋糕，分蛋糕的时候，二嫂就问他是不是大学毕业，这让他很尴尬。我想，当时他心里应该是不太开心的。之后好几个月他都没联系我。有天晚上，他特地到我家来找我，跟我提出了分手。

结婚前我骗了他，现在他也不能来接我了

我爱人今年80岁，自己一个人住，家里人找了个护工照顾他。

我是33岁结的婚，36岁生的小孩，能够结婚生小孩一直是我的梦想。他是在北郊中学化学实验室配化学试剂的，话不多，人很老实。按理说，他的条件也不错，怎么会不嫌弃我这样一个大龄"剩女"呢？因为他以前有颈椎囊肿，大学时开过两次刀，有点儿影响到脑

子了。

结婚前我没告诉他我生病的事,结婚后他问过我有没有去过医院,我说没有,其实我是骗他的,我也不知道大姐姐之前有没有和他说过。公公婆婆一开始也是不知道的。之后我爸爸有一次因为一些事去他们家,说了我的事,他们对我的印象就开始不太好了。

住院这些年,我爱人至少两个星期来看我一次,有时候给我带一些吃的,像红枣呀、鱼呀,还挺好的。他来看我的时候我很开心,我可以跟儿子通电话,因为新冠疫情儿子在加拿大回不来。每次我和他说儿子回国找工作的事情,他就让我不要管这么多,先把自己的身体照顾好。他是不会来接我出去的,因为他看不住我。他80岁了,自己走路都慢腾腾的。

我还在等他接我回家

我儿子在加拿大留学,他从小读书挺顺利的。不过脾气不好,因为他爸爸脑子开过刀,也影响到他了。还有就是他不大自信,也不大乐意听我说的话,其实有时候我们做父母的说的话也是有道理的。当时他的女朋友不能生育,我叫他不要谈了,他就把我送来这里了。一年前他来看我,带着他现在的女朋友,是他的中学同学。我挺为他的事操心的,他今年36岁了,还没结婚,我爱人都80岁了。不过我儿子也是有很多优点的,他通过探头(监控)可以时刻关注爸爸的举动。

儿子从小是由他外公外婆带大的，当时我生下他的时候，我父母都很喜欢他。大家都说这个小孩很乖，不哭不闹的，这是他最大的优点。爷爷奶奶不大喜欢他，说他不是他们的孙子，就算读书好，以后也不一定好。有一次，他们在弄堂里写东西，我儿子跑过去把纸给撕烂了，他们就觉得这孩子挺讨厌的。现在他出国了，争气了，他们反倒觉得这是他们的孙子了。

现在我就等着儿子来接我回家。我想着出院以后能教口语课，把音乐融入口语教学中……

【专家点评】

社会上还存在一些对精神疾病患者的误解，认为精神疾病患者就是某些影视作品中表现的那种面无表情或者言行混乱的形象。其实精神疾病患者也有自己的故事和感情。在本案例中，我们看到了一个青春消逝的老妇人在讲述自己的昨天、今天、明天，我们能够体会到她的忧思愁苦、喜乐悲欢，而忘记她是一个长期住院的精神疾病患者。"寥落古行宫，宫花寂寞红。白头宫女在，闲坐说玄宗。"

（史泊海，副主任医师）

遗　传

【口述人简介】

性别：女　　　　　　　　出生年份：1963 年

婚姻状况：已婚　　　　　患病年数：24 年

口述日期：2020 年 7 月 29 日

导读：要问病房里患者的愿望，大多是想出院，他们在日复一日的等待中诉说自己的故事，畅想出院后的生活。然而监护之职实在太过沉重，老去的父母、病重的配偶、未长成的儿女，谁能承担此责任？患者们想要的自由和尊严，似乎遥遥无期。

入　　院

生病 24 年来，我住了 13 次医院。最近一次是 2019 年，我老公送我入院，然后就一直住到了现在。住院前，我住在妈妈家里照顾她。有一天,我大哥喝了点儿酒,糊里糊涂地说我把菜往楼下扔,菜找不到了,我就报了警。警察来了找来我二哥,他们一起把我送到我自己家里了。到家后我老公就打我,我没有还手,我大哥还报警谎称我动刀了,警察也相信了他。派出所派了民警上门来看,民警看我还好就回去了。最后警察半夜把我送到医院来,当天值班的医生姓李,李医生看了看我的情况说我精神正常,思路也正常,所以不肯收我住院。但是我老公不依不饶,就冲着李医生大吼:"你不收,我就打电话给院长。"后来李医生就打电话给我大哥了解情况,我大哥说我状态不好,在家里动刀子,最后把邻居叫来做证人。经过一番折腾后我还是住进了医院。

我还因为别的事情住过院,但大多我都忘了。但我记得好几年前有次入院,是因为我怀疑我老公和隔壁邻居有不正当的关系。当时我骂了邻居,我老公、我哥哥把我绑进了医院。后来我情况稳定出院后,就去问我老公,去问邻居,邻居说没有的事,还说我老公很好。那我想,我大概是有疑心病吧,我精神不正常。后来我就向邻居道歉:"我生病了,对不起,是我不好,不应该骂你。"

除了这件事以外,我还做过两件不好的事。一件事是我在医院里偷过别的患者的羊毛裤,因为那时候没有上班,没有收入,家里穷,看到羊毛裤觉得很稀奇。另一件事是在超市里买东西不付钱。现在回想起来,做过不好的事是会有报应的,我这是违反了做人的原则。我认为,住进精神病院就是来改造的,我应该住院,应该来改造。我现在不贪财也不贪别的什么,就只有一个愿望:有一个安安稳稳的家。

三　代　人

我幼年时期过得很苦。大概在我五六岁的时候，我妈妈骂人骂得很厉害，骂得很难听，还脱衣服，但她死活都不肯去医院，她虽然从没去过医院，但我觉得她生病了。我妈妈没生病的时候是非常勤劳善良的，上班总是抢着干重活儿，对我也很温柔体贴。她生病后，我寒暑假都要陪她去上班。我爸爸看她有病，就托人去医院给她配了药，她也不肯吃。虽然我妈妈死不承认自己有病，但生病是客观存在的事实。她现在 90 多岁了，我爸爸去世以后，我哥哥照顾她，给她配药吃。

我不一样，我是主动到医院就诊的，我自己吃药。我老公绝对相信我，在吃药方面从来没有管过我。我最早生病是被确诊为抑郁症。我生完女儿后不久，我爸爸去世了，我神经错乱了。我完全不顾自己还在坐月子，就在外面东跑西跑，从上海（此处所言上海即浦西）跑到浦东，去找我爸的坟墓。那时候我很不开心，我和婆婆的关系本来就不好，我坐月子的时候，我公公正住院，我没有去看他，我婆婆就认为我不孝顺。后来她就不管我和我女儿了，让我们分开吃饭。分开吃以后，我就住到我妈妈那里去了。在我妈妈那里坐月子，我老公下班以后到我妈妈那里吃晚饭，然后再回家。渐渐地，我们两个人沟通越来越少。

我女儿大学毕业后在银行里工作，四年后她突然把工作辞掉了。她爸爸跑去单位质问领导为什么要辞退她，结果知道不是因为女儿工作犯错辞退她,而是她自己辞掉的。她爸爸十分生气,一年多了都没有跟她说过一句话。银行的领导很通情达理,没有马上把她的辞职报告交上去,给她一个月的时间考虑,但这些事情要不是她爸爸去银行闹,我们根本不知道。我一直都觉得我女儿是因为失恋受到了刺激,但后来我想了想是我们大人没有做到位,害我女儿现在没有了工作。她爸爸平时对她就不关心,我也不善言辞,不知道怎么和她交流,她内心的苦闷没有人诉说。她和奶奶关系不好,奶奶去世以后,她老说奶奶的影子一直在家里。她辞职后状况越来越糟糕,开始自言自语,我担心她,就想带她到龙华医院(由于在地理位置上龙华医院与上海市精神卫生中心毗邻,很多精神疾病患者因病耻感而习惯用"龙华医院"代替"上海市精神卫生中心")去检查,结果她不愿意和我一起去,我们走到半道就回来了。后来她被确诊为精神分裂症。

我是个有用的人

19岁我从学校毕业以后,我爸爸所在的公交公司招职工子女,我就去了那里当售票员。后来单位不景气,我被分配去扫地,扫了大概一年多。好多人下岗了,40岁的时候我被买断工龄,拿了六万块钱回家了。后来我学了裁缝,帮人家做裤子,做一条裤子能挣几块钱,我还在外面做钟点工。再后来我去应聘过客服、宾馆服务员,但人家都不要我,我就想着算了,我还是专心在家照顾家里人。

　　为了赚钱供女儿读书，我老公很辛苦，他在外面开出租车，后来患脑梗死就退休了。女儿考上大学，他很欣慰，他觉得自己那么多年的辛苦都是值得的，但没想到女儿现在连工作都没有了。祸不单行，两年前，我老公得了尿毒症，这两年他一直做血透，身体不好。我现在的遗憾之一是没能出院去报答我老公。我老公挺苦的，他现在生病了，我想早点儿出去照顾他。

　　我妈妈一辈子都过着艰辛的生活，我现在很心疼她。她以前是一个勤劳的人，现在她这么大岁数了，能多活一天是一天，我现在还有力气照顾她，想早点儿出院尽孝心。

　　我现在最挂念的人是我的女儿。我想出院后当女儿的监护人，因为我要保护她，我现在可以照顾自己。事实会证明我是个有用的人，我也要去做个权威的精神鉴定，以证明我是有能力做我女儿的监护人的。为什么我那么想做这件事？我想她爸爸现在身体不好，万一哪天走了，谁照顾我女儿呢？她现在也才 30 岁，人生的路还长，现在也没有工作，我还想为女儿多赚点儿钱。

　　有家是幸福的，我活在世上为女儿、为老公、为妈妈、为哥哥做事情是我最大的快乐。我这人没什么心眼，气量也很大，我哥哥不理会我、不懂我，我也原谅他，因为人人都有好的一面，只是他们没有碰到对的人、对的事。

【专家点评】

　　本案例案主起病前有生活事件诱因，自己生完女儿后父亲去世，随后多次住院。患病后，家人和社会对她的认识就改变了。正常人可以发脾气，可以摔东西，可是精神疾病患者稍有情绪激动，就会被认为是"发毛病"了，这对他们造成了一定的心理伤害。不幸中的万幸是案主能认识到吃药的必要性，能够自行坚持服药，这对她的恢复非常重要。通过规律服药，她能保持很好的情感反应，对家里人和家里的事有考虑、有打算，这对她社会功能的恢复也会起到至关重要的作用。

（徐阿红，副主任医师）

我 想 回 家

【口述人简介】

性别：男　　　　　　　　　　出生年份：1961 年

婚姻状况：未婚　　　　　　　患病年数：29 年

口述日期：2020 年 8 月 19 日

　　导读：在少年时代，他曾抽烟、打架、盗窃；在青年时代，他花钱大手大脚，没有理财观念；而立之年，一场精神疾病让他彻底失去对生活的控制。如果无法放下偏见，以主流的非黑即白的观念去看待他，那么他可谓"无恶不作"，最后患上精神疾病纯属"自作自受"。但如果放下偏见，积极倾听，体会他内心的无助、柔软，以及他对家人的那份爱，也是很容易被触动的。

小学：我是"混世小魔王"

小时候我特别调皮,但也很机灵,所以老师们都很喜欢我。班主任第一次家访,就定下来让我当班长。当班长最重要的任务之一是管理放学的队伍,所有人都要听班长指挥,班长说过路口才能过,班长说回家才能回家。我那时候很坏,利用老师给的这点儿小权力,使坏让同学叫我爷爷,叫了的先回去,不肯叫的就最后回去。后来有同学去班主任那儿告了我的状,我的班长职务就被撤掉了。

虽然说我人生中唯一一个"官职"就这么没有了,但是我小学读书很用功,加上我比较聪明,所以那时候成绩很好。里弄的爷爷奶奶们都特别喜欢我,我放学了都不直接回家的。每次放学,他们看见我了,就把我叫到他们家里给我好吃的。

小学六年级时,我的一个好朋友被社会上的小混混抽了一个耳光,眼镜都被打掉了。他不服气,就纠集了一大帮人要去报仇,把我也叫上了,因为我力气大,所以别人分到的都是切菜刀和西瓜刀,我拿的是那种很重的马刀。由于两大帮人动静太大,周围的人报警了,警笛声一响我们就分散跑了。我躲在一个很破旧的公共厕所里,躲了一整天,到了晚上警察还是找到了我。好在最后因为我年龄还小,也没有造成很严重的后果,所以被警察教育了一番,就放出来了,但我的人生从此真正地改变了。

中学：我就是运气好

到了初中,我开始认为读书没用,总想着做人只需要胆子大就可以取得成功,所以上课就不听讲,老师布置的作业也不完成,成绩自然一落千丈。后来考试成绩都是零分,甚至老师都觉得脸上挂不住了,发了卷子别的同学是闭卷考,就我有"特权"可以翻书抄,但是我也懒得抄,试卷发完就睡觉。我不仅学习上是这样,在其他方面也养成了一些坏习惯。

我先是学会了抽烟,那时候我经常叫同学溜出去帮我买香烟,然后在教室里偷偷抽,教室的门都是有玻璃观察窗的,我就让同学用衣服把观察窗堵住,帮我望风。后来我还学会了偷钱,那时候一有机会就偷钱,家里的、同学的,只要让我钻到空子就会偷一些,我觉得只要没有被抓住,就是我的本事。当时我还觉得妈妈辛辛苦苦工作一天才赚一点点钱,实在是太没用了,光靠勤劳是没办法发财的,我这样不费吹灰之力得到钱才是勤劳和勇敢的表现,像我这样才有可能取得成功。

不过我偷钱倒也不完全是自己花,我很敬重爸爸,一直觉得他很不容易。每次偷了钱,我会拿出一部分存起来,想等到爸爸生日时买两瓶好酒给他。有一次我买了一瓶西凤酒、一瓶汾酒,总共花了五块钱——那时候五块钱也算比较多了。我把酒拿回家,爸爸知道我一直都很调皮捣蛋,所以他黑着脸不说话。我妈妈知道我不可能自己有那么多钱,肯定是偷的,她拿起大木棍准备打我,我撒腿就跑。

爸爸以前是工人,当时有一个政策是子女可以顶替父母的工作岗位。爸爸因为身体不好决定提前退休,那时候我大哥已经退伍了,我初中快毕业了,按照惯例,应该是作为长子的大哥去顶替。但是我爸妈觉得,我不好好读书,从小就调皮,如果不让我顶替的话,说不定我以后找不到工作会闯出大祸,所以就委屈我大哥,让我去顶替。我当时就觉得,我这个人可能真的是运气挺好的,尽管有些跌跌撞撞,但是没有遇到太大的挫折。

工作:一场莫名其妙的病

工作以后,我分到的工作是做模具,这是份有一定技术含量的工作,所以工厂安排了一个师傅带我。回想起来,师傅真的是对我影响很大的一个人,他不仅教我技术,还教给我做人的道理。

我很喜欢新潮的东西。20世纪90年代的时候,计算机才刚刚出来,价格很高,但是我就舍得买。那时去饭店吃饭也不像现在这么普遍,尤其是去高档的饭店,进门就要先花两块钱买门票,进去吃饭再另算。对于普通工人而言,那是非常高档的消费,但是我也舍得花钱去饭店吃饭。其实当时我的工资是完全不够我这样去花的。我自己没有精打细算的能力,师傅看我这样花钱,就教我应该怎样去规划。不过他也不仅仅是说教,看我实在有困难的时候,也会借钱给我。这也是我有愧于他的地方,借他的钱一直到现在我都没有还清。我之前还总想着，等什么时候我发达了，一定要好好报答他的恩情。

就在我还觉得自己运气好、没有经历挫折的时候，真正的大挫折来了。1991 年，我刚好 30 岁，别人都是三十而立，但是我在而立之年却生了莫名其妙的病。那天我迷迷糊糊的，看到了很多非常奇怪的东西，我当时觉得那个是科学无法解释的超自然现象，还觉得自己有了大发现，所以跑到工厂领导那里去讲。具体发生了哪些事情，我已经记不清楚了，只记得后来姐姐告诉我不用去上班了，工厂会给我发最低工资，相当于养着我。

未来：姐姐是我唯一的依靠

现在回想起来，家里面我最敬佩的就是爸爸，他原来是江苏的，后来因为一些事到了上海。在上海，他无依无靠，全凭自己的双手"打天下"，娶了我妈妈，生了四个孩子，我是他们最小的儿子，我还有两个哥哥和一个姐姐。爸爸一个人工作，养活了一家子人。在我顶替爸爸的工作后的第九个月，他就因病去世了，没有回报爸爸是我人生最大的遗憾。

我的二哥很早就因病去世了，所以我对他的印象并不是很深。我的大哥作为长子，又参过军，所以我一直觉得爸爸去世后，他应该是这个家里的顶梁柱。但可能因为当时没让他顶替爸爸的工作，他一直记恨于心，所以对这个家一直没有担负起应该担负的责任。因为这个，我也一直记恨他。但毕竟血浓于水，后来他因"被离婚"而杀害我嫂子,最后被判死刑和枪决的时候,我还是很难过的,这件事情对我的病情也有很大的影响。

从小到大,我跟姐姐的关系最好。妈妈生病去世前,就是姐姐和我一起照顾的。我现在唯一的亲人就只有姐姐了,没有人比她跟我更加亲近了。我想这次出院以后,就只能依靠姐姐了,并不是说生活上要依靠姐姐,生活我可以自理,姐姐也有自己的家庭,最主要的是精神上有一个依靠。因为我是家里最小的孩子,而且一直没有成家,所以父母的房子是留给我的。前不久房子要动迁,我原来计划选择现金补偿,分给姐姐其中一部分,剩下的我自己留着养老。但是姐姐和我商量只要房子,因为外甥成家也需要房子,我告诉姐姐都听她的安排,我的养老金虽然不多,但是只要有住的地方,其实也够花了。财产的分配在很多家庭都容易引起矛盾,但是在我们家里不会出现这种情况,因为姐姐是我唯一的亲人了。

我现在的想法就是,在这里好好治疗,早点儿回家,有姐姐的地方就是家。出去以后就不闹腾了,我可能帮不上姐姐什么忙,但至少不要再给姐姐添乱了。

【专家点评】

本案例案主在青少年时期存在打架斗殴、物质滥用、反复偷窃等行为,这与其家庭经济状况及所处的社会环境均有一定的关联。虽然工作之后,师傅对案主的影响很大,但由于案主自小的人格发展不完善,即使师傅反复教导,案主也无法自行控制行为。之后在青年期起病，住院期间经过系统的治疗，其康复状况良好。从访谈中我们可以感受到他内心宁静，只期盼着早日回归社会，因为那里有他最爱的姐姐，他愿意为姐姐和姐姐的家庭付出努力，这也许就是亲情的力量吧。

（徐韦云，副主任医师）

蝼　　蚁

【口述人简介】

性别：男　　　　　　　　出生年份：1988 年

婚姻状况：未婚　　　　　患病年数：10 年

口述日期：2020 年 9 月 11 日

导读：即使身陷泥泞，不被社会接纳，他们身上也依然闪耀着朴素的人性光辉。在精神卫生中心的病房里，我见到了故事中的主人公。他今年 32 岁，有 10 年精神分裂症史，这是他第二次住进精神病院。听完他的故事，我脑海中飘过几个字——"人如草芥，命如蝼蚁"。他们起起伏伏的命运，总是与周围的环境有着千丝万缕的联系，到底是环境影响了他们，还是他们的选择造就了这样的命运？在社会底层，到底有多少这样的"蝼蚁"呢？

可 怜 人

在邻居眼里，我是个"可怜人"，三岁就没了爸爸，妈妈得过脑膜炎，精神有点儿不正常。小时候，当爷爷奶奶指着照片中的一个男人，告诉我这是我爸时，我看着黑白照片中陌生男人的脸，内心几乎没有什么波动。

从记事起，我就和爷爷、奶奶、妈妈住在 20 平方米的弄堂小房子里，即使是白天，屋子里也是黑乎乎的，厨房和厕所是公用的。家里没有空调，夏天和冬天待在屋子里很受罪。家里也没有洗衣机，等攒到没有换洗衣服时，我妈就会搬一个大盆放在门口，蹲在那里一件件手洗。等衣服洗好了，她也像洗过澡似的，浑身湿淋淋的，地上也积了很多水。

小学时，爷爷奶奶相继过世，我叔叔想把这 20 平方米的房子占为己有，孤儿寡母怎么争得过他呢？后来，我大姨看不下去了，与他据理力争，房子是保住了，但亲情没了。

我的童年是孤独的。妈妈忙着打工，基本上不管我，她似乎觉得孩子只要生下来，就能活下去，至于怎么活，她从来没考虑过。爷爷奶奶去世后，我经常饥一顿饱一顿，要不是我那四个姨妈以及邻居和居委会，我早就饿死了。弄堂里的孩子不愿意跟我玩，当我努力想融入他们时，他们就像惊弓之鸟，一边跑一边喊："快跑，快跑，脑膜炎会传染的！"我恨我妈，为什么她会得这个病？为什么我是她的儿子？

性格内向又自卑的我,其实内心极度渴望亲情和友情。

怪　人

　　别人都说我妈傻傻的,我觉得用"怪人"这个词来描述她更合适。她每天只知道挣钱,别的什么都不知道,而且特别抠门儿。金钱方面只进不出,在外面打包回来的盒饭,她会把盒子洗干净留着下次再用。我有次找她要 50 元零花钱,软磨硬泡了好久,她就是不给,我太气愤了,一拳砸在玻璃上,手背缝了三针,她最终也没给我。虽然她把钱看得很重,但别人的钱她从来不贪。这次住院,社区精神病防治人员自掏腰包给我买牛奶,她知道后觉得很不妥当,硬是把钱还了回去。她很孝顺,我外婆有六个子女,外婆患脑卒中住院,相比于其他子女,我妈妈是最孝顺的,每天去医院看外婆,带点儿鱼汤小菜给她吃。我本来打算出院之后去看望外婆,可是上周我妈妈过来,背着医护人员偷偷告诉我,外婆已经走了(医护人员担心我知道后,影响康复,曾经嘱咐我妈先不要告诉我)。

　　她收留了两只弄堂里的流浪猫,后来经过繁衍,已经有八只了,我让她送走几只,她不同意,还买来猫粮喂它们。这些猫和我们一起住在房子里,它们在黑暗逼仄的角落里大小便,我妈又疏于打扫屋子,一到夏天,屋子里的味道很大,居委会的工作人员跟我开玩笑:"我闭着眼睛都能找到你家,寻着味儿走,觉得味道最浓烈时,就到了!"

在我两次住院后，我妈似乎开窍了，知道关心我了。这次住院，我本来八月底就可以出院了，但我妈每次来医院看我，都会去"磨"医生，希望延缓到十月份再让我出院。我能理解她这么做的原因，八九月份，正值上海最热的时候，屋子里又闷又热，还有味道，还不如让我住在有空调的病房里。而且每天给我们送饭的四姨妈最近腿骨折了，不能给我们送饭了，医院食堂师傅的做菜手艺虽比不上我四姨妈，但比我妈做的好吃多了，与其让我现在回去"受罪"，还不如等天气凉快点，四姨妈腿好了能烧饭了，再将我接回去。

不过，她似乎永远活在自己的世界里，总是自说自话。我刚住院时，她给我带来一双有鞋带的鞋，我让她带回去，病房有规定，不允许穿这种类型的鞋，结果我好说歹说，愣是没说通。她每个星期都过来看我，总是会在楼下打包一份馄饨带上来，我早就吃腻了。我每次都让她不要带了，带点儿牛奶和饼干就可以了，然而她每次都带，她总是用她自己的方式来固执地爱我。

三十年河东，三十年河西

以前，我妈不管我，我就自己管自己，经常管得让社区民警和居委会工作人员一提到我的名字就头疼。

读书时，我不爱学习，整天在外面瞎混。那时我很享受别人看我时惊恐的眼神，我再也不用担心别人欺负我和我妈了。有一次，我和我妈排队买油，有个人走过来理直气壮地直接插到我们前面，我跟他争辩了几句,他竟然骂我,我怒火中烧,直接跟他大打出手。为这事,我还在派出所里待了几天。

我有一年多的"溜冰"(吸毒)史。当时什么都不懂,有几个朋友主动找到我,让我品尝了些白色粉末状的东西,我就这样上瘾了。我没有钱买,但是通过提供场所,也能得到一些粉末过把瘾。有好几次,被我妈从外面回来撞到,但是她什么都不懂,所以我们总能在她的眼皮子底下肆无忌惮地"溜冰"。这几个人后来还给我介绍了女朋友,我们相处了三年,中间她为我打过一次胎。在当时看来,这段时间应该是我最快乐的时光,有朋友,有爱情……

后来,我们"溜冰"的事情败露了,我被送到 M 区的一家医院进行强制戒毒,爱情也因此不了了之。我今年 32 岁,身体状况很差,之前得过肺结核,肺上有个大窟窿,虽然已经好了,但是浑身没有力气(从他有气无力说话的样子也能看出)。现在我每天都吃很多治疗精神疾病的药,有段时间吃利培酮(精神类药物),我的舌头发痒,会卷起来,换药之后就好多了。

我自己都没想到,现在的我非常依赖社区民警和居委会。我一发病,就得麻烦民警把我送入精神病院。我在家里没事干,居委会为了照顾我,给我安排了一份垃圾分类的工作,每个月能挣 200 块零花钱。

我每个月有 1500 元的残疾人补贴,我妈每个月也有三四千元的退休金。随着我两次住院,再加上我妈年纪大了,这些钱都由我四姨妈管着,她会用这些钱给我们买菜做饭,照顾我们的生活。

这次出院后，我希望还能去做垃圾分类的工作，至于爱情，顺其自然吧，船到桥头自然直。

【专家点评】

本案例案主讲述了家中的困境，他的父亲早逝，母亲又无法独立监管他，他在姨妈和居委会的帮助下长大，周围环境对他也不友好。尽管他对母亲有怨言，但仍对母亲充满了爱意，称赞她既正直孝顺又富有同情心，理解母亲不接其出院的"苦心"。案主对"混社会"及"溜冰"的事并没有详细叙说，可能是其对过去已有悔意，不愿多谈，最后他表达了对正常生活的期待。从他的表述中，我们可以感受到他对关爱他的人存有感恩之心，希望社会力量的管束使其隔离"道上"的朋友和环境，指导其母亲正确、适当地对他进行监管，使他的病情得到有效控制，帮助他过上正常生活。

（丁燕，主治医师）

撕　　裂

【口述人简介】

性别：男　　　　　　　　出生年份：1982 年

婚姻状况：离异　　　　　患病年数：9 年

口述日期：2020 年 10 月 29 日

导读：婚姻上的打击，工作上的失意，最终将他撕得四分五裂……

我是家里的独生子，从小在爸妈身边长大，上大学之后也是走读，从来没体验过集体生活。我大学读的是美术专业，是我爸帮我选的，自己谈不上喜不喜欢。从小到大家境还是可以的，我妈是老师，我爸开的厂子主要做外贸服装。我爸退休之后也没闲着，在河南南路香港名都里开了一家古玩店，已经十多年了。虽然从小丰衣足食，但是爸妈一直鼓励我要独立。大学期间每个月只给我 500 元零花钱,这点儿钱哪够我花,我便在课余时间打工,挣点儿生活费。

可以说,在工作之前,我一直都是顺风顺水的。我的故事要从工作后说起,我感到身体和心理上饱受折磨,一直被撕裂,一直在挣扎。但是,生活就像一个沼泽地,越挣扎境况越糟糕……

我在公司里找了个老婆,大我 13 岁

我毕业之后,在一家主营化妆品的台资企业企划部工作。入职当年,台湾那边的总公司派了一批元老级别的员工到上海,来支援我所在的这家子公司,我的前妻阿芬也在内。她身材娇小,又会化妆,即使大我 13 岁,我俩站在一起别人也看不出来。我俩之间谈不上谁追谁,就是在平时的工作中慢慢互生好感。她工作忙,经常不好好吃饭,能凑合就凑合,我每天就多买一份早饭带给她。最开心的是,我俩一起下班,一起"轧马路",一起吃美食。我不知道她为什么选择我,但是自从跟她在一起后,我觉得生活有盼头了,公司里的人对我也很客气。

我与阿芬谈恋爱期间,双方父母见过一次面,她妈妈和姐姐从台湾过来,两家人坐在一起商量我俩的婚事。当时两家人都谈好了,结婚后阿芬留在上海,我作为家里的独生子,父母不希望我去台湾。之后我们在上海国际酒店举办了一场非常风光的婚礼,酒席摆了五六十桌,大半个公司(上海这边的子公司)里的人都来了,甚至台湾总部的不少同事和领导也亲临现场祝福我们。

撕裂：大脑与身体

　　我在公司的企划部工作，熬夜加班和出差是常事，压力特别大，晚上经常失眠。白天为了提高工作效率，就一杯咖啡接一杯咖啡地吊着精神，实际上整个人的精神状态特别差，心情总是起起伏伏。心情好的时候我喜欢买手办，我房间里有一面墙的手办，全是我这些年的"心血"。父母不太支持我这个爱好，毕竟一个手办就得花好几百块钱，也不算便宜。听父母说，我情绪状态不好的时候就像变了个人似的，喜欢晚上出去瞎逛，会自言自语。我从他们的描述中感到既陌生又疑惑，不相信他们口中的那个人是自己。我与阿芬恋爱期间，她陪我去瑞金医院看过。医生诊断我患有双相情感障碍，给我开了一些促进睡眠的药物。但我吃药后胃里很难受，就这样有一搭没一搭地吃着，效果也不是很好。

撕裂：亲情与爱情

　　婚后不久，阿芬怀孕了，恰逢公司业务调整，阿芬又要被调回去了，她跟我商量，让我跟她去台湾发展。我父母坚决不同意，毕竟婚前都说好了，于是这件事暂时搁置了。由于断断续续服药，当时我整个人的精神状态非常不好，再加上阿芬又要调离上海，阿芬建议我办理停薪留职，陪她去台湾待产，我也可以趁此机会散散心，我父母也支持我去台湾休养一段时间。我们在台湾待了两年多，大部分时间里，我总是在等待，等待阿芬下班，然后一大家子一起吃晚饭。我曾经偷偷出去找过工作，但是都没有成功。丈母娘让我每天陪着她，偶尔帮她打理一下缝纫铺，但是我一个大男人，每天衣来伸手，饭来张口，靠着老婆养自己，自尊心挺受打击的。

在台湾期间，我和阿芬经常因为未来留在哪个城市发展而争论，最后演变为吵架，吵着吵着，心也累了，感情也淡了。在阿芬生下儿子一年后，我俩心平气和地离婚了，我自己一个人回到了上海，儿子留在台湾跟阿芬一起生活，她会定期发送一些儿子的照片给我看。这种互动持续了两年时间，最后在双方老人的反对下中断了。他们反对的理由是：这样的互动方式对孩子的成长不利，与其让孩子知道他父亲是个精神病患者，还不如说父亲是参军战死的。从此以后，我与阿芬、儿子彻底断了联系。

回到上海之后，我会经常想起阿芬。我们在一起的几年里，她从来没嫌弃过我，总是鼓励我好好做康复治疗。但我这个病却让她在公司里很难堪，特别是我停薪留职的那段时间，她的压力应该是非常大的。她在公司属于高层，有些人私下嚼舌根：生这种病还能停薪留职，肯定是他老婆包庇的。但她从来没有跟我抱怨过。

想归想，但我又不能撇下父母去台湾找她，有那么两三次，我在经常坐的公交车上发现了她的身影，她就坐在我后面。其中有一次，我还没到站，她先跑到下车的地方，手拉着公交车顶棚扶手，然后我跑过去喊她，我说："阿芬啊，我在公司里面还有一些书，你看到之后有空寄给我。"她点点头也不讲话。我知道书肯定是没有了,而且她已经不在上海这边的公司了,我只是想跟她说说话,我也知道,她是特意来看我的。

我父母知道这事后,让我不要老想着她,我妈经常鼓励我,如果有合适的女孩子,可以试着去交往一下。我爸说得比较实际:"她现在 50 多岁了,应该老了不少,你俩如果一起走出去,肯定不般配!"不过我以前的同事跟他们想的不一样,他们认为我俩还是有复婚的可能,阿芬没几年就退休了,等她退下来了,肯定会带着儿子回来的。

撕裂:责任与自尊

第一次住进精神病院是在我离婚之后。

离婚后,我回到上海这边的子公司上班,在没有阿芬的日子里,我在公司的处境也变得很困难。在我停薪留职的那段时间里,与我同一批进公司的阿张已经升职成为另一个部门的经理,我们在工作上多少有些交叉的地方,他就处处针对我,工作上经常给我"穿小鞋",这件事让我一直很心烦。有一个周末,我去公司加班,路过阿张的办公室时,想起他对我的种种刁难,一时气不过,就将他办公室里的电脑扔到楼道里摔烂了。后来他们通过调取楼道里的监控发现是我干的,就拨打 110 让警察来处理。按照司法程序,我除了要赔偿公司的经济损失以外,可能还要蹲牢房。是选择接受法律制裁,还是选择住进精神病院接受治疗呢?经过商量,我父母最终把我送到医院。

我从此与这个公司也没有关系了，算不算得上是赔了夫人又折兵？
（苦笑）

　　这次住院也是差不多的情况。我在银行 ATM 机上取钱，掏银行卡的时候带出一只起了毛边的口罩，我就顺手把它放在 ATM 机上。等钱出来的时候，我烟瘾犯了，就点了支烟，也不知怎么的，把旁边的口罩点着了，我用衣服扇了扇想熄灭火，结果火越烧越旺，我就等口罩烧成了灰，想用衣服把烧的痕迹擦掉，结果黑色的灰粘在 ATM 机上，怎么擦也擦不掉，我就放弃了。回家之后的第二天晚上，我爸下班回来，问我是不是烧 ATM 机了，我把事情的经过告诉了他，他反问我：你银行卡里的钱还够赔给银行吗？第二天早上我起床后发现，家里来了几名警察，爸妈已经把我的衣服和洗漱用品打包好了，我一看这情形，心里就明白了，反正我也没有足够的经济能力赔偿银行，还不如跟着警察去精神病院待一段时间。

撕裂：现实与希冀

　　第一次出院后，以前的朋友都开始慢慢疏远我，我没有工作也没有收入，整天待在家里无所事事。

　　我有个小姑，定居在澳大利亚，学识丰富。我在家里待着的那段时间，她回国探亲，看到我的状况后，鼓励我充分利用每一天的时间，八小时休息，八小时吃饭加休闲，剩下的八小时应该找点儿事情做。

经过与家人商量,我剩下的八小时有了事情可做:每天七点起床,吃好早饭之后到奶奶家里去,帮奶奶做一些清洁工作,到了十点左右,陪奶奶看半小时电视,然后一起吃中饭,吃完中饭之后从奶奶家里离开。下午去爸爸的古玩店帮忙。相应地,我也从奶奶和爸爸那里获得几十块钱的零用钱。

这样的日子持续了半年多,我终于还是被捉襟见肘的生活打败了,我需要买烟,也需要出去玩乐,每天这点儿零用钱是不够消费的。我自己出去找过工作,但都不是很顺利,要么是别人拒绝我,要么是我嫌工资低,一两千块的工资有什么意思呢。身边有些病友让我去评残,每个月可以领到一两千块钱,但我不愿意:一来,这点钱确实少;二来,我还是希望通过自己的劳动挣钱,不想过这种伸手要钱的日子。

等这次出院了,我还是要继续找工作的。工作对我来说很重要,毕竟通过自己劳动所得的钱花得也理直气壮,而且工作是生活所必需的,就像每天要吃饭一样。

【专家点评】

本案例案主年轻时生病,饱尝了家人和同事对他的歧视、偏见和不理解,自己也不能正确地认识双相情感障碍,因此治疗一直不规范,服药也是断断续续的,病情时有反复,使他"感到身体和心理上饱受折磨,一直被撕裂,一直在挣扎"。但是,从访谈中我们能感觉到,他希望获得理解和尊重,对于未来也有期待,希望治疗康复后能够回归社会。亲人和朋友应该多给予他支持，更多地了解和正确地对待双相情感障碍，鼓励、陪伴他寻求专业医生的帮助并接受规范系统的治疗。

（汪作为，主任医师）

我的多面人生

【口述人简介】

性别：男　　　　　　　　出生年份：1988 年

婚姻状况：离异　　　　　患病年数：1 年

口述日期：2020 年 7 月 22 日

导读：他在访谈过程中谈到自己在住院前后对精神疾病患者看法的变化，让我们有所反思。从住院前主观地认为精神疾病患者会打人，到住院后认为精神疾病患者并不是"妖魔鬼怪"，这样的转变与他深入、客观地了解精神疾病患者密不可分。反观一些社会大众对精神疾病患者的歧视，在很大程度上源于对疾病和患者的不了解。要想推动精神疾病"去污名化"，"路漫漫其修远兮，吾将上下而求索"。

患者：原来还有人比我更惨

这是我第一次住院，以前人家一跟我聊精神疾病患者或精神分裂症患者，我脑子里第一个想到的就是在新闻报道上看到的拿把刀在马路上乱砍的人。但我自己住院之后，接触了许多精神分裂症、抑郁症、双相情感障碍患者，我觉得他们都很善良，不是一些媒体报道出来的那种"妖魔鬼怪"的形象。大家在一起也能和平共处，反而比很多正常人更懂谦让，比如一块饼干两个人分着吃，这在外面我觉得是不可想象的。一开始住院，我很怕跟病友吵架，怕吵完以后他们会伤害我，可实际上两个人吵完，哈哈一笑就过去了。前天小刘拿了把叉子站在厕所门口，我就问他拿把叉子干吗，他说要你管，然后我说请你说话放尊重些。后来我们就吵了两句，当时吵得还蛮凶的，但吵完也就吵完了。昨天他还拿了块饼干给我吃，大家还一起聊天，蛮开心的。所以我感觉医院里面不像外面，在外面我肯定会记仇，即使我不记仇，人家也可能会记仇。但是在这里，就不会发生这样的情况，吵完就完了。

说句心里话，原本我觉得自己过得已经很惨了，但来到这里后才发现，比我惨的人多了去了。住院之前，我从来没有想过日子还能这样过。这里不能想吃什么就吃什么，睡也睡不好，穿的都是统一的衣服，有的人甚至把榨菜当零食吃，之前我真的想都不敢想，日子怎么会过成这个样子呢？甚至有的人十几年如一日地过着这种日子。我就在想外面的人有什么理由不好好地生活呢？现在外面新冠疫情又严重了，病房不可以进来探视了。昨天我家人都来了，但送完东西就只能在窗口互相喊几声。很多病友已经在这里住了十几年了，每周三他们都盼望有人可以来看他们，但次次都是一场空，这样的生活要是换作我，肯定受不了。

现在想想，人的确要珍惜生活，就像我们现在在这里聊天，外面阳光这么好，我就想以前怎么没发现阳光也能那么美好，在阳光下走走坐坐应该也蛮舒服的。以前怕太阳晒，我只想待在空调房里；现在天天有空调吹了，出去走走反而是一种奢望。我现在把住院生活当成精神上的度假，在外面太累了，这里让我的精神得到了放松，了解不同病友的故事，感悟我自己的人生。

丈夫：我的人生都被她毁了

我前妻是我的下属，恋爱三年后我们结婚了。因为在她之前我谈过十几个女朋友，她就一直贬低我，说我以前是"捡垃圾"的，人家不要的我都要捡过来。其实现在回想起来，我生这个病和她有很大的关系，可以说我的人生都被她毁了。

我们在一起可能就是个错误，但是我就像是着魔了一样喜欢她。谈恋爱的时候，有一次她和朋友去杭州玩，才半天不见，我就突然很想见她，就想着要是高铁票卖完了我就坐飞机去找她，如果坐不成飞机，路上拦一辆出租车我也要去找她。我就是一心想去找她，就是这样一种状态。在一起也短暂地开心过，后来就一直吵架，有可能真的是两个人三观不合，结婚之前其实就一直吵架，但我还是喜欢她，最后还是结婚了。

渐渐地，她想要的已经超过了我能承受的范围，比如她想把我们家现在的这套房子卖了去买更大的房子。每次走到我父母家，她都会讲这里好破，听得我很不舒服，因为这儿毕竟是我长大的地方。我也不知道怎么处理，家里面的环境我可以靠装修来改变，但小区里的环境是我无法改变的，我不可能把小区路面统一铺上地板。其实我已经很努力了，但不知道怎样跟她沟通，怎样告诉她我心里不舒服。而且我生病后她对我的病很不认同，她说："你几个哥哥的压力比你大多了，人家怎么都不得这个病，就你得这个病？"那时候我就在想，为什么我会得这个病？昨天我跟心理医生聊了聊，我似乎开始有点儿认同她所说的了，觉得她说得对，其实我就是这样一个人。

我一直记得 2017 年 6 月 18 日，我前妻开开心心地去新的岗位报到，但是新岗位的领导让她先回家等通知。她回来后跟我大吵一架，其实跟我没什么关系，可能她骂我骂习惯了。我想，我可以被你骂，可以在你难过时陪着你，但我不是你的出气筒，我没有必要一直被你这样骂。从那天起，我就开始觉得家好像不是以前那个地方了，我感觉不到温暖。就像我之前酒后摔倒，脚受了重伤，到现在都没办法正常跑跳一样，有些伤表面上看是好了，其实那个伤会一直埋在深处。我很羡慕病友小 D，他跟一个台湾女生结过婚，但他小孩一个月的时候就跟他妻子回台湾去了，后来他们离婚了。我羡慕他切得很干净,就像手术一样。而我却像伤口被撕扯开来,并且一次次地被撕扯,我的人生被毁了。

儿子:我童年很缺父爱

小时候,我父亲做水产批发生意,每天晚上十点钟左右才到家,早上四点钟左右就起床去进货,我从小是缺失父爱的。小时候,父母给的更多的是物质上的东西,在精神层面给我的关心比较少。比如说,我跟人家打架,父母第一反应是要赔人家多少钱,先把事情摆平。打架伤了自己就伤了,反正钱赔够了人家也不追究,家里也有这个钱,赔点就赔点。他们从来不关心我为什么跟人打架,我有没有受伤,我有什么想法。

我长大一点儿后,爸爸不做生意了,对我的关心稍微多了一点儿。但是那时候我恰好处于叛逆期,越是跟我讲道理我越要反着去做,越是叫我好好读书我越不好好读。而且,一直以来我都觉得父母对我的教育很奇怪,小时候除了物质方面其他的完全不管,长大点了他们就全都要管。比如有什么事情,他们不会好好地讲,信奉棍棒底下出孝子,犯错了就是打,而且妈妈是先打我,打完后又来哄我。"棍棒底下出孝子"这句话其实没错,但还有一句话——"记吃不记打"。我就属于后一种,打完了还有吃有喝,我就不会长记性。

总体来讲,父母对我要求不高,我就像温室里的花朵。一开始父母肯定是望子成龙,但越到后面越发现我不是这块料,所以想早点儿帮我安排别的事情。比如说，早点儿去就业，帮我安排好一条出路。所以我感觉我们这一代人，受不了打击，一打击就崩溃，很脆弱。

以前我一直怪父母，生病以后我才真正感觉到，永远不会离开我的，也只有父母。

站长：很多时候我感到非常无力

我们家有好几个亲戚都在地铁公司工作，自然而然地，我父母也希望把我安排进地铁公司工作。我当时很顺利地进了地铁公司，所以说我的人生前二十年都是特别顺遂的。这份工作的场所是在地下，会比较压抑，而且公司的很多规章制度在我看来比较刻板，而我的性格是比较活泼的，我不太喜欢一板一眼。所以从一开始进去工作，我就在想这份工作到底适不适合我。

我静下心来一想，既然干了就好好干，再加上我的工作能力确实也还可以，所以这份工作除了让我的生活有了基本保障之外，也给了我很多成就感。比如，因为工作表现出色，我被提升为站长，有成就感；参加公司的技术比赛，拿到名次，有成就感；通过自己的努力获得全市的先进工作者称号，也有成就感。我并不是一无所获，我家里的荣誉证书还蛮多的，但我还是常常感觉到无力。

公司领导私底下跟我说过，他觉得我不是一个爱计较的人，其实我要的只是一个肯定。也不是说物质方面要怎么样，而是说物质是对我的一种肯定。比如说增加奖金就是对我工作的一种肯定，但是在这儿可能享受不到,所以我就会感到很无力。如果说前妻是我发病最重要的因素,那么工作上的烦恼至少排在第二位。

父亲:我想好好对孩子

我对我女儿的喜欢也就是从这两年才开始的。女儿出生几个月时,只会发出咿咿呀呀的声音,我很少跟她交流。后来长大了,她开始和我沟通了,我就想好好培养她,好好教导她。现在我终于明白为什么小时候妈妈要嘱咐我好好读书。我的女儿并不一定要做工程师、医生、钢琴家,她可以选择自己喜欢的职业,但前提是好好读书,要有匹配职业水准的能力,这样才能拥有选择的权利。

我可能做不了一个好丈夫,但我一定可以做个好爸爸。这次我跟妻子离婚,我最对不起的就是女儿。损失的钱早晚会挣回来,但缺失的父爱是回不来的。但仔细想来,女儿还是跟着妈妈比较好,毕竟小姑娘以后长大了,跟着爸爸不太方便。离婚并不代表我不爱女儿了,虽然在精神上我能给的不多,但我希望在物质生活方面竭尽全力给她一个保障。

从离婚到现在,我一直都很担心女儿到外婆家能不能适应,有没有新的小伙伴,有没有去新的幼儿园,会不会跟人吵架。人家说"养儿一百岁,长忧九十九",我现在算是体会到了。很多时候我担心得晚上连做梦都会梦到女儿。控制不住地想太多,让自己很不舒服。所以我一直想做电疗,我想忘记很多事,不想再想起来了,让我觉得很痛苦的事为什么还要想起来呢？

【专家点评】

本案例的案主将发病归咎于前妻和工作上的烦恼，似乎不太妥当。他也认识到小时候家庭成长环境（父亲缺位、母亲教育方式存在问题等）对自己的影响。事实上，原生家庭对案主的影响远远大于成年后生活和工作环境对他的影响。原生家庭系统和结构问题使案主成年后人际关系不稳定，表现在情绪不稳定、行为冲动和非常在意周围人对自己的评价等方面，这些与双相情感障碍的临床表现关系密切。最后，他对于女儿的关心，也体现了"爱与被爱"是一个正常人的情绪表达。如果社会给予这个群体更多的关爱，那么他们的人生也可以很精彩。

（汪作为，主任医师）

多想有个孩子

【口述人简介】

性别：男　　　　　　　　　　出生年份：1959 年

婚姻状况：已婚　　　　　　　患病年数：27 年

口述日期：2020 年 9 月 16 日

导读：我们夫妻俩为了能有一个自己的孩子,总共做过三次努力,但非常遗憾的是,每次都失败了……

疾病：让我的人生彻底发生改变

我今年 60 岁,确诊精神疾病已经 20 多年了。最初我感到不太舒服是在我上小学的时候。当时小学毕业考试规定不可以用钢笔和圆珠笔,但是我忘记了。考试当天我就只带着钢笔去了考场,监考老师说了我几句,我心里马上就不舒服了。之后父母觉得我不对劲,就带我去医院检查,当时医生诊断我患有癔症。虽然生病了,但我还是照常去上了初中。

初中毕业后,我本来应该被分配到奉贤去工作的,但是父母舍不得,就让我留在了家里。我就在家待业,偶尔打打零工,这样过了三年,我爸爸就提前一年退休,让我去顶替他。爸爸退休前是厂里的会计,还获得过优秀会计的称号。他和工厂的领导比较熟,所以我顶替他进工厂以后,得到了比较多的照顾。一开始我进的是很好的车间,专门有个师傅带我,但是做了一段时间,因为我手不稳,总是出错,师傅说我做不了这个工种,让我去别的车间了。没有办法,我只能去做包装的车间,之后我就一直在调岗位。最后被调去搞卫生,我就有点儿想不开了,后来就发病被送去医院了。

出院以后,工厂领导给我安排了一个非常轻松的活儿,还是搞卫生。那个区域没什么人去,非常冷清,我每天只需要早、中、晚各去巡查一次就可以了。工作很清闲,但这场病让我的人生彻底发生了改变。在我们那个年代,顶替是很流行的,一般家里孩子如果能轮到顶替,再加上父母跟单位领导关系不错的话,一般都能干得不错,再评个职称,最后谋个一官半职退休,生活是能过得很好的,哪里会像我现在这样。

家庭：我很感谢我的老婆

因为我有这个病,去相亲人家也很嫌弃,最后因为我老婆本来也有精神疾病，所以我们才走到了一起。我们是通过亲戚介绍认识的。我这个亲戚和我对象的妈妈关系挺好的，相亲前双方都知道对方有精神疾病，后来我们就在鲁迅公园门口见面。我对象和她姐姐一起，她妈妈也到门口来看。那时候我年轻，还很瘦，看上去挺帅的，唯一的缺点就是个子稍微有点儿矮。见面以后，他们回家商量了一下，后来我对象跟我说，因为我比她大八岁，一开始她妈妈有点儿嫌弃我年纪大，但她爸爸说年纪大会体贴人，最后还是同意我们俩在一起了。2009 年国庆节，我们领了结婚证，举办了婚礼。

结婚后有次争吵，我丈母娘把我们的结婚证撕烂了，后来重新补办了一张。我当时不善于交流，跟我老婆从认识到结婚的时间也不长，结婚只是考虑了双方互相看着不讨厌，各方面条件也比较符合，算是先结婚再恋爱的。我们的感情还是可以的，没事的时候就出去逛逛，那时候的年轻人都是这样谈恋爱的。其实在我认识我老婆之前，亲戚曾给我介绍过十个相亲对象，但是很多都是交往一段时间就崩了。

我老婆虽然也有精神疾病，但我们婚后这些年，她一直很照顾我。我这次住进医院以后，她每周一定会来看望我一次，风雨无阻。虽然我们的退休工资都不高，但她还是会给我买很多东西。

人生：很遗憾没有孩子

我们夫妻俩为了能有一个自己的孩子，总共做过三次努力，但是非常遗憾的是，每次都失败了。我和老婆结婚的时候，丈母娘曾经表达过希望我们不要生孩子的意思，因为我们俩都是精神疾病患者，精神疾病可能会遗传给孩子，而且万一以后我们都发病了，孩子就没人照顾了，但是我还是很想有个孩子。

我老婆第一次怀孕四个多月的时候，被她家里人发现了。她家里人也没跟我商量，趁着我不在家的时候，把我老婆带去医院做了引产手术。因为怀孕已超过四个月了，去医院的时候，医生让我老婆和她家里人考虑清楚。四个多月的胎儿其实已经初步成形了，打掉孩子对我老婆的身体影响比较大，也会影响她后续生育。当时我老婆没什么主见，我丈母娘直接说我们不要孩子，所以打掉没有关系。说我当时完全不生气是假的，但是我不能表现出来，因为我老婆是我丈母娘的女儿，生孩子是一件大事，她也理所应当管。所以说，我当时是这种心态，想着以后就别让我老婆怀孕了。

过了一段时间我们夫妻俩思考了一番，觉得还是得有一个孩子，但是担心和家里人商量会遭到反对，所以我们偷偷要了孩子。这次怀孕到两个月的时候，还是被她家里人发现了，她家人倒是也没有多说，和第一次一样，趁着我不在家的时候，直接把她带到医院去做人工流产手术了。经过这次以后，我们彻底打消了要孩子的念头。

自己没办法生孩子，我们是不是可以领养一个孩子呢？那时候领养孩子其实很难，我们在一家福利院领养了一个六个月大的女婴，抱回来的时候看上去很健康，白白胖胖的，还会咿咿呀呀。我们一开始非常开心，但是抱回来两个礼拜不到就出事了。有天傍晚，孩子脸色突然特别苍白,不哭也不叫了,喂东西也不吃,我们就赶紧把她送到医院,但是综合性的大医院人很多,挂号后没多久,孩子就去世了。现在回想起来,我觉得我们的领养介绍人很坏,当然我们自己也挺傻的,急着要一个孩子,所以人家说什么就信什么。

就这样,我们夫妻俩的三次努力全都失败了,我们彻底打消了要孩子的念头。但是我真的很想要孩子,因为这样子家里热闹、有人气,没有孩子真的是我一辈子的遗憾。现在家里只有我和老婆两个人,还是太过于冷清了。过年时,我为了让家里热闹一些,就请亲戚朋友过来打麻将,即使我不玩,看着他们玩,我也很开心,因为这样家里有人气。

未来:可能就这样了

如果说我还有什么未来,可能就是现在这个样子了。有句俗语叫"半截身子入土",我现在就已经是半截身子入土了,土已经埋到我肚子这里了,再往上就是胸口了,再高点儿我就没法呼吸了。除了精神疾病以外,我还有很多的慢性病,我心脏不好,血糖、血压和血脂都高。我每天服的药特别多,其实也谈不上有什么生活质量,每天除了吃饭就是吃药,我感觉自己现在完全就是一个药罐子。

我父母都已经离我而去了,其中特别遗憾的就是我爸爸走得太早了。我顶替他去上班,后来又结婚,他操劳完这么多事情,本来可以享福了,但是我结婚没过两年,他就不小心摔了一跤,头上磕破了,非常严重，在病床上躺了两天就过世了。我母亲过世得相对晚一些，算是享了一些福，但也已经离我而去了。我哥哥对我很不好，他好像没有我这个弟弟一样。我又没有自己的孩子，所以我除了老婆以外，在这个世界上已经没有亲人了。我的未来可能就这样了，一天天重复地过着，直到最后自己死去，这一辈子就算过去了。

【专家点评】

　　本案例案主起病于青壮年时期，由于病情影响到他的工作、择偶、生育等，因此他始终处于自卑、避世的"牢笼"中，而唯一能使他感到温暖的只有他患精神疾病的妻子。他始终想体验为人父、被人需要的感觉，并为此做过三次尝试，但均以失败告终，因而觉得前景渺茫。针对这类群体，希望专业人员或社会大众，能为他们提供一个除却家庭之外可发挥他们潜能的平台，使他们远离孤独，使他们的未来更加精彩。

（孙荣莲，主治医师）

我这被嫌弃的一生

【口述人简介】

性别：女　　　　　　　　出生年份：1965 年

婚姻状况：已婚　　　　　患病年数：13 年

口述日期：2020 年 10 月 29 日

导读： 有些人用幸福的童年去治愈一生，而有些人则用一生去治愈不幸的童年。对很多人而言，这是一句略带矫情的话语，但是对本案例中的案主而言，这句话是她真实生活的反映，她的一生都活在童年阴影中。或许这启示每一个为父为母之人，应该给予自己的孩子足够的爱。

童年：被寄养的落寞

我是家里的小女儿，还有一个大我两岁的姐姐，我从一岁开始就被寄养在乡下亲戚的家里。具体寄养了几年，我记得不是很清楚了，有些事情是长大后母亲慢慢告诉我的。反正从我能记事开始，我就生活在乡下。倒也不是说过得很不好，其实亲戚一家对我是很好的。父母也会不定期过来看我，给我带一些吃的。

真正让我觉得不舒服的是一种无形的疏离感。我总觉得无依无靠，既不属于自己的原生家庭，又不完全是寄养家庭的孩子。后来母亲才告诉我，虽然小时候她跟我说因为我在城里的幼儿园受了欺负，她不忍心我被欺负，不得已才把我送到乡下去的，但其实是因为父亲很想要一个儿子，所以当我出生以后，他就特别失望，为了维持他们夫妻的感情，母亲只好把我送走了。

这样一想，很多小时候解不开的谜就都有了答案。我被接回家以后，父亲完全没有照顾我。比如，他说有空了就带我出去玩，但是从来没有兑现过。此外，在我小时候，父亲是在食品店里卖水果的，那时候没什么东西吃，天热大家都喜欢吃西瓜。可是我不知道为什么，明明父亲在食品店卖水果，下班也经常顺手带回来水果，可是我连水果皮都吃不上。我嘴上说不出，但是心里很不舒服。

上学：被修改的人生

或许是母亲内心觉得有愧于我，所以在接我回去后就尽量多照顾我。印象最深的是，上学后，母亲把家务都交给了姐姐，不让我做。

这样我就有更多的时间去学习,所以我的成绩也还不错。

我确实很爱学习,以前学生放暑假不会像现在的学生一样到处补课。我们那一代人放暑假就是玩耍,而我常去的地方是图书馆,看书成了我最大的爱好。除了去图书馆借书看之外,我还会到旧书摊上找数学习题册,花比较少的钱买回来做,花了这么多功夫,成绩自然就还可以。我从很小就喜欢去追问生命的意义,不懂的地方就去书里找答案,所以跟书很有感情。我也喜欢跟自己交流,希望从自己的内心寻找到答案。但是,自己跟自己交流久了,性格逐渐变得内向,现在想想,这可能给我后来得抑郁症埋下了隐患。

就这样一直到了高中,我那一届刚好学制改革,我就不确定是直接参加高考还是多读一年。如果直接去考,按照我当时的成绩,上同济大学应该没有什么问题;如果多读一年,就会有更多变数。当时的班主任认为我有更大的潜力,让我选择后者,我就懵懵懂懂做了这样一个选择。后来的一年里我的心态很不好,状态开始变差,成绩也一落千丈。刚开始,我还以为是经期综合征,因为我只要是考试碰上经期那一周或者前后几天,试卷发下来后,我的大脑就一片空白,那些题其实我都会,但是我当时看过去就是白纸一张,什么也写不出来。

好在我还是顺利参加了高考,考上了一所很普通的大学,因为分数不高被调剂到一个自己不喜欢的专业。当然,在那个年代,能够考上大学已经是件很不容易的事了。可是我原本可以更好的,我的人生就这样被修改了。

疾病：一个人的抗争

在大学里，我也是一路跌跌撞撞的，只要考试碰上经期就必挂科。那时候不知道自己有抑郁症，只觉得是生理性疾病，去医院查了一大通——自然是什么毛病也没查出来。老是挂科是要被学校约谈的，我印象中被约谈了好多次。谈到后面，学校就开始劝退了，还好最终我硬是凭着自己的努力顺利毕业了。

毕业以后，我迎来了人生的第一份工作。我原本以为，这将是我人生崭新的一页。可"事与愿违"这个成语从来就没有远离过我。刚上班没几周，主管就发现我状态不对，旁敲侧击问我是不是不开心，工作中碰到了什么困难，建议我休息一段时间。拿着调休单，我忐忑地走进了心理门诊，和治疗师聊了一个小时，我依然不开心。和治疗师约好了下次的见面时间后，我无精打采地走出了治疗室。

也是从那次以后，我开始怀疑自己有抑郁症，并针对这个问题开始了治疗。2007 年，我终于说服了自己，摆脱偏见，正视自己的疾病。当精神专科医院的医生跟我说，我就是得了抑郁症的时候，我出奇地淡定，没有恐慌，也没有焦虑。出了医院大门，我就打电话跟我老公说了这件事，老公很支持我，说了一堆安慰我的话。一路走来，我真心感谢他对我的鼓励。

当然，和疾病的抗争，有时候是我一个人的事情，比如自杀。我发病最严重的一次是在一个雨天的夜晚。我离家出走，准备结束自己的生命,并做了周全的计划。正当我准备纵身一跃跳进冰冷的河水里的时候,被路人给拦了下来。家人接到警察的电话后迅速赶到了现场。从那以后我才知道自己是多么懦弱,我的家人是多么爱我。后来从弟弟的口中,我才知道那晚老公发了疯似的骑着车满城找我,一边骑,一边大哭。

未来:被嫌弃或许是主旋律

我这一生到目前为止都在被嫌弃,未来可能还会一直被嫌弃,我自认为已经很努力了,但是没有任何办法。

尽管我婆婆对我一直不满意,但是我依旧很孝顺她,甚至可以说比我老公——她的亲儿子——还要孝顺,可是她还是对我不满意。每逢过节,我都会给她送钱,虽然她的退休工资可能比我们小家庭的收入还高,但是我依旧会送,因为这是我的一份心意。可是她没有一句表扬的话,她的表扬的话都是留给远在新加坡的女儿的,她只会说女儿非常关心她。我心里太难受了,她都不会记得,今年疫情时,小区封闭管理,她出门不肯戴口罩,社区工作人员就不让她出来,到不了我们家她就没饭吃了,是谁把每顿饭做好给她送过去的。即使是这样,在她那里,我还是被嫌弃的。

我老公也不是一直很爱我,嫌弃我也是他生活中的一部分。我们之前一起开了一家租书的店,我是负责看店的。我发病最严重的那次,自作主张把店关了。当时不要说日常管理,就连别人把书拿到柜台上，我把书名登记在记录本上都做不到。就为这件事，他数落了我很多年。但那次我恢复得很快，大概花了两个月时间。两个月后，我准备重操旧业时，他坚决反对，还把所有的书都卖掉了。

这书店是我老公前半生的大半心血，从最初只有一辆三轮车拖着所有的书摆地摊，到后来有了固定店面，从他下班后的业余兼职到安排我全职开店，他付出了很多努力。这何尝不是我的心血？我这人跟书的缘分特别好，之前也说了，我从小就爱读书。可惜的是，因为我，这样一家店没能守住，这个书店相当于我们的孩子，孩子没有了，我们的生活如同一潭死水。

【专家点评】

本案例案主童年时被寄养在亲戚家，父母给予她的关爱少，她一直感觉自己被嫌弃，感觉自己内向。高中时她起病，情绪变差，做决定困难，自己及周围人也不能正确地认知抑郁症，因此前期一直未治疗、未服药。她的病情时有反复，使她长期感觉自己被嫌弃，自我评价低，不开心。病情严重时她甚至想过自杀。从访谈中，我们能感觉到她希望获得家人的关爱，希望家人多理解、多支持她。对于未来，她也有期待。亲人和朋友应该多给予她支持，更多地了解和正确地对待抑郁症，鼓励和陪伴她寻求专业医生的帮助、接受规范系统的治疗。希望社会多重视原生家庭问题，希望父母给予自己的孩子足够的爱与陪伴。

（朱光，主治医师）

微笑抑郁症：我的脸在微笑但心在地狱

【口述人简介】

性别：女

婚姻状况：已婚

口述日期：2020 年 6 月 16 日

出生年份：1951 年

患病年数：20 年

　　导读：微笑抑郁症虽不属于一种单独的诊断类别，但对于具有这种非典型性症状表现的抑郁症患者，其病情不见得比其他抑郁症患者轻。有些微笑抑郁症患者有时候反而更加痛苦。这主要是因为其内心痛苦，却面带微笑，具有迷惑性，导致周边亲近的人对其病情严重程度产生误判，也会阻断其求助的通道。因此，微笑抑郁症患者可能需要更多的包容和关爱。

童年：我是家里的"小妈妈"

我家兄弟姐妹七个，我排行老三，上面有一对双胞胎哥哥，下面有三个弟弟和一个妹妹。爸爸是工程师，在我七岁的时候，他就去了青海，家里只剩下妈妈带着我们七个孩子。那个年代都说妇女能顶半边天，妈妈是毛纺厂里的技工，除了拉扯七个孩子外还要出去工作。妈妈去上班了，弟弟妹妹就要我这个长女多照顾一些，所以我就成了一个"小妈妈"。

虽说妈妈一个人带七个孩子很辛苦，但在那个年代，我们家不论是经济地位还是政治地位，都还是不低的。在三年困难时期，其他家庭人均每月只有 8 元的生活费，我们七个小孩和一个大人，人均每月生活费有 40 元，是其他家庭的 5 倍。什么概念呢？那时候你拿两块钱到菜市场去，能买两斤猪肉，能买一大箩筐青菜，是那种一米高的大箩筐。所以从小我没有愁过没钱用，也不计较钱，和小姐妹出去吃饭都是我买单，我根本管不住自己的钱包。

我爸爸是一名老党员。在他的影响下，我们家七个子女中有五个成为党员。妈妈也教育我们要助人为乐、勤劳刻苦、奋发图强。在父母的影响下，我从小对自己的要求就特别高。我相信任何事情要么不做，做了我就一定要做到最好。因此，我会不断给自己施加很大的压力。小学三年级，别的同学还在系红领巾的时候我就戴上了中队长的二杠标志。也是从那时候起，我对自己的要求就是我要做领导，一定要有个一官半职来发挥自己的最大价值。物质方面我不用愁，我就需要别人尊重我。

青年：我是单位里的小兔子

初中毕业以后，我就下乡当知青了。第一份工作是回城以后分配的，那个公司分为两大部分，一部分管生产，另一部分管销售。一开始我是在销售这边的一个小商店里做财务，后来因为我的表现很好，就被调到总公司去做政工工作了，等于说做了一个小领导。

我对自己的要求是非常高的，但是当时只有初中文凭，所以我又去读了中专。读完中专以后，因为评职称在定工资待遇级别方面有学历要求，所以我又去读了大专，也就是上夜大。不止我一个，公司里很多人都去上了夜大，但是我算是比较用心的。

因为追求完美，所以在工作方面我要么不做，做了一定要做好，不仅要好，我还要完美。当时有很多去发言的机会，每次发言之前我都会非常用心地准备。每一次上台发言的稿子我要自己写好，有时要脱稿讲，我就在写完以后抽时间把稿子背得滚瓜烂熟。如果第二天有重要的发言，我甚至会通宵去准备。比如，在年终总结的时候要汇报公司里指标的完成情况，上级领导的要求是否达到，我们又是如何去做的；在政工工作方面，我是怎样去发动职工的；等等。别人可能准备七成或者八成就满意了，但是我不行，我一定要打磨到十成。

那时候还是比较顺风顺水的，领导觉得我工作能力强，工作态度也非常好，所以有各种机会也会想到我这只灵活的小兔子。我也在领导的提携下，一步一个台阶，升得还蛮快的，那个时候我坚信努力一定会有回报。当时上级有一个纠风（全称为纠正行业不正之风）的行动，需要从各个公司抽调人员，领导就选中我了，这是一个镀金的绝佳机会。

中年：我每天好像踩在棉花上

我在上级的纠风工作办公室工作了两年，这两年我把区里其他公司都接触了一遍。镀金结束后，刚好碰到原公司业绩不佳要被合并，这时我觉得人得往高处走。比较了一番之后，我决定跳槽到区里业绩最好的一个公司。当然，因为我一直以来都比较优秀，所以跳槽成功了。走的时候，原来的公司欢送我。到了新公司，领导一开始让我做一个大部门的副手，后来看我干得很好，干脆把我扶正，整个部门都交给我了。那时候我以为就是一个普通的升职，和往常一样，我只要努力就可以应对，但是没有想到，这是噩梦的开端。

从21岁进入原来的公司，一直到43岁从领导位置上下来，上上下下我都熟悉得不得了，哪怕我发脾气，大家也都会原谅。而且我做得好，大家会因为我的业绩而迁就我，我也没受过什么大的挫折，一路顺风顺水。但是到了新公司就不同了，原先做副手的时候还好，有大领导顶着，我名为锻炼，但其实什么压力都到不了我身上。但升职后就变了，我一个人要负责整个部门的事务，人家觉得我一个空降的怎么升迁得这么快，什么都不懂，有什么业绩？当时就得处处小心应付，一只快乐的兔子就进了一个小笼子，压力太大了。

另外，因为我原先是做政工工作的，又在纠风工作办公室待过，所以底下员工习惯性地防着我，这使我的工作很难推动，连可以聊聊天的人都没有了，每天都很闷。当时我觉得人家这是怕我，并不是真正尊重我，所以我就很难受。我想，那时候可能已经得了抑郁症，只是我不知道。

那段时间，我每天晚上睡觉都出很多汗，其实一点儿也不热的，就是睡不着觉，非常痛苦。第二天一早起来，我还要撑起眼皮去上班。那时候出门，我就感觉自己像是踩在棉花上。和客户谈业务的时候，非常明晰、简单的合同，每个字我都认识，但意思我就是看不懂，全程笑眯眯的。等人家问我意见的时候，我只能说"请你再说一遍，刚刚我没听懂"。我每天见人都在笑着，但是一转头马上就笑不动了，太累了。

那时候，几乎所有抑郁症典型的、非典型的症状都在我身上出现了，但是我不知道自己得了抑郁症，也没有去精神科看，就是去看普通门诊。夸张点说，综合性医院的楼面我都跑遍了，什么脑供血不足、胃不舒服、颈椎不好、有没有发热，去看心脏外科、神经科，还去做过理疗，就是漫无目的。小问题有一些，但是大问题一个没有，所以也请不了病假。

　　我知道自己很累，只能去找大领导商量换一个担子轻点儿的工作，没想到刚好那天他心情不太好，他觉得我在搞事情，就把我狠狠训了一顿。没办法，我就想着要么递交辞呈，然后申请回到老公司去，这样担子轻一些。我辞呈都交上去了，回家跟丈夫说，他却叫我为了这个家屏牢（上海话，"坚持住、熬下去"的意思）。因为当时他面临下岗，公司连工资都发不出了，而我工作的公司效益很好，工资也很高，这个家需要我支撑。所以我只好再去找领导把辞呈拿回来，借口说那天是心情不好，希望领导谅解。我这么要强的一个人，当时真是快钻到地洞里去了，但是为了家庭也没有办法。从那时起，我觉得我这么一个要强的人其实已经跪下了。

　　后面发生的一件事情，彻底把我打倒在地。那年年终总结会，领导毫无征兆地宣布把我从一个主要部门负责人降为一个边缘办公室的办事员。当时还坐在前排准备发言的我，瞬间觉得天昏地暗，恨不得能有个地方让我躲起来哭，那地上要是有条缝儿，我就钻进去了。我真的完全没有想到，开会前领导完全没有透露任何要降我职的消息。当时领导那个话讲得是非常客气的，还把我好一顿夸，说我人品好，工作也认真，但就是身体不太好，所以公司照顾我让我换一个岗位。可能在别人看起来就是调整了岗位而已，但对我而言就是降职，我从小学当上中队长以后从来都只有升职，没有降过职。本来大家都喜气洋洋地开总结会，宣布的都是谁得奖、谁晋升，只有我被降职了，所以我就接受不了，后面病情就越来越严重，彻底浑浑噩噩了。

微笑抑郁症：大家都说我好，
可谁又懂我内心的难过

有一天，我丈夫突然拿回来一张报纸，上面有一篇著名心理医生写的文章，说目前抑郁症已成为仅次于癌症的人类第二大杀手。我一看很多症状我都有，就根据报纸上面写的地址找医生去了。这是个私人诊所，一走进去，看到候诊室坐了好几个人在候诊，我就和候诊的人攀谈起来，在聊的过程中才知道，他们中有公安局的领导，有工程师，也有名牌大学的学生，那时候大学生还是天之骄子呢。我就觉得，真是什么人都有可能得这个病。

医生当时告诉我，吃三个月抗抑郁的药，我的病情会有好转。虽然医生这么安慰我，但是那时候我真的很痛苦，因为我还有记忆，我非常清楚地知道自己没生病前是什么状态。没病前我上台演讲都是准备七八页的稿子，我甚至能脱稿去讲。但是生病以后，医生只是让我描述一下自己的病情，我连三十个字都写不出来了。毫不夸张地讲，我当时就在一张很破的小纸片上写了二十几个字捏在手心里递给医生。那时候虽然确诊了，但是我也不敢去请病假，还是每天支撑着去上班。上班时我就跟人家说笑，下班了就在家吃药，然后天天在家哭。我去找母亲，她心疼地给了我两记耳光。她说："你是我的长女啊，我那么辛苦地培养你，工作能力那么强的一个人，怎么现在变成这个样子了，你看你现在眼睛一直盯着天花板动也不会动。"然后我们母女俩一起哭。

　　确诊以后，我吃了三个月的药，药物确实很有效果，连我的主治医生都很惊讶，他还邀请我去参加诊所的分享会，我想可能和我在这期间有了信仰也有关系，就是感觉内心有了一个依托，真的是得救了。

　　我以为自己就这么好了，然后就把药停了。可是过了几年，母亲突然落水离世，儿子婚变，我又接连复发了两次，感觉自己的双脚又重新踩在了棉花上。但因为我是家里的顶梁柱，在面对家人的时候我时刻提醒自己还是要屏牢。医生跟我讲，你要终生服药了，我就很疑惑，我能微笑为什么会是抑郁症呢？然后医生告诉我，我可能患的是微笑抑郁症，其他症状都是符合诊断标准的，在抑郁症非典型症状表现中确实也有面对他人能够微笑的。我这才一下子明白过来，为什么我当时已经病得那么严重了，还能强撑着去上班，并且别人还察觉不到，其实我内心是非常痛苦的。

　　现在我已经退休了，居委会的工作人员有时候会动员我去做志愿者，发挥余热嘛。我只有一个原则：出力可以，让我做志愿者的领导、策划工作不可以，因为在别人看来我还是很厉害、能力很强的，但是自己内心真正的脆弱和痛苦，别人是无法理解的，这种难受只有我自己知道。现在我的内心可能就和裂开的钢化玻璃一样，补一补还能用，看上去可能还有美感，但再也承受不了任何压力了。

【专家点评】

　　本案例案主童年和青年时自我要求高、追求完美，做任何事情都要"打磨到十成"。中年时因压力大而起病，睡眠质量差，感觉痛苦、无力、很累。她面带微笑，所以内心的痛苦不容易被人发现，得不到别人的安慰与关心。同事对其不理解，自己感觉更加痛苦，不能正确地认知抑郁症，因此服药依从性不好。情绪好一些就停了药，病情多次反复，她"感到每天好像踩在棉花上"。微笑抑郁症是抑郁症的一种特殊表现形式，患者面带微笑，但实际上每天都在低落的情绪中挣扎。从访谈中，我们能感觉到案主希望获得理解和关心。亲人和朋友应该多给予她关心，鼓励、陪伴她坚持规范系统的治疗。

（朱光，主治医师）

所 谓 活 着

【口述人简介】

性别：女　　　　　　　　　出生年份：1958 年

婚姻状况：再婚后丧偶　　　患病年数：18 年

口述日期：2020 年 12 月 25 日

导读：听着案主的讲述，我不禁想起《活着》一书中所言："'活着'在我们中国的语言中充满了力量，它的力量不是来自喊叫，也不是来自进攻，而是忍受，去忍受生命赋予我们的责任，去忍受现实给予我们的幸福和苦难、无聊和平庸。"案主用自己的人生诠释了"活着"的意义，用遗体捐献的方式给自己的人生画上句号。我们每个人都有自己不同的活法，都有对活着的不同理解。所谓活着，是属于我们每个人的选择与感受，不属于其他任何人的看法，我们能做的是彼此尊重。

活着：责任与付出

　　我年轻的时候很漂亮,好多男生都追到我家里,要跟我妈妈聊聊,我都拒绝了。我很自信,觉得我这么漂亮,那么多男生追我,不害怕找不到对象。谁知道,漂亮的好处我什么都没有沾到。我有过一段婚姻,26岁那年经同学介绍并于同年和他走进了婚姻的"坟墓"。

　　婚后我们跟公公婆婆住在一起,婆婆这人很强势的,欺负我、管制我。新婚之夜,婆婆就叫我去倒马桶,她还不允许我跟别人说话,哪怕邻居也不行。以前,儿媳妇跟婆婆吵架,哪怕婆婆再不对,也是儿媳妇的错,我就只能忍着,也不跟妈妈说。我公公很喜欢我,我也很尊敬他,但婆婆不允许我跟公公讲话,骂我骂得特别难听,我很气愤。压抑久了,我跟我前夫说,你妈妈这样子不讲道理啊。他反过来骂了我一顿,说我对他妈这样不好。

　　他们家里孙辈都是女孩,没有男孩,公公婆婆心里多少有点儿失落。我想他们家没孙子,我就争口气给他们家养一个。于是,婚后不久我们就把怀孕提上了日程,按道理说这也算是一件喜事。可那个时候,我前夫的外婆进来插了一脚,改变了我们的备孕计划。怎么说呢,他的外婆是个"老封建",自称会算命测男女,就连没怀上之前都能算个八九不离十。加上他们一家人望"儿"心切,就把他外婆的话当成了"圣旨"。为这事,我们没少闹矛盾,我结婚后的前四个月她算的都是女孩,我就不敢怀孕,后来第五个月她说这个月是儿子,我才敢怀孕。后来阴差阳错，儿子出生了，一家人喜出望外。但也就知道的那一刻是高兴的，生出来以后前夫也不管，婆婆也不管，这可把我给气坏了。我白天得上班，只能给人家付钱帮我带小孩，晚上下班回来自己带。

儿子出生六个月以后我又怀孕了，去做人工流产。以前医院的技术不像现在这样先进，人工流产手术的痛不比生孩子的痛轻。做手术前，医生在手术房外找我的家属签字，喊了半天硬是没找到一个人。医生又折回手术室来找我，我说我没有家属，我不要他们了。手术结束后，我准备自己下手术台，医生吓得连忙把我按住，不让我动，我说为什么不能下来，医生说肚子里胎盘还没拿出来，手术还在做。医生后来跟我说，她吓得冒冷汗，我这个病人胆子太大了。到了病房以后，我自己一个人，走着走着，把自己的子宫走掉下来了，后来就只能卧床了。这些事，我前夫当时不知道，直到现在他也不知道，我也没跟他说过，说了也没什么用，他是不会管的。那天，我妈妈知道了这件事，是听她单位里的人跟她说的，就请了半天假，匆匆赶到医院去看我。

当时，我前夫有很严重的哮喘。他跟我谈恋爱的时候，有一次到我家里来，被我妈妈听出来了，但他还是否认了："没有的，我没有这个病。"结婚以后，有一次他哮喘发作了，喘得很厉害，躺都不能躺，只能彻夜坐着。我听人说，有一种很珍贵的药可以治疗哮喘，效果很好，但要 30 块钱。那个时候 30 块钱很珍贵的，我一个月的工资才30 块钱，对我们来说这不是一个小数目。没办法，为了治好他的病，我只能去卖血，这件事我所在单位的领导全都知道。他们都说，我对丈夫太好了。现在想想,真不值。

从小家庭经济困难,我爸爸一个星期才回来一次,妈妈又生病,我经常是饱一餐饿一顿的。子女当中我是老大,在这样的家庭环境中,我必须节约,帮家里挑担子,所以我在上学的时候,我妈想让我像一个男孩子一样,因为男孩子能挑起家里的重担。我爸爸妈妈人太老实了,因为不识字,经常被人家欺负,我这一生赚的钱大多用在了娘家。我们单位过年的时候会组织员工出去旅游,去的人要交一部分钱,不去的话倒有钱拿,就跟在单位值班一样。这么多年,我一次都没出去过,省下的钱都交给妈妈了,虽然那时候已经结婚了,但我还这样。前夫自然就经常跟我吵架,说实话我确实做得有点儿过分了。

有一天,我决定不再忍受下去了。一次争吵后,我第一次有了自杀的念头,就拿了一大瓶烫头发的药水一下子喝掉,不想再活下去了,反正这样的丈夫也给不了我幸福的生活,只会折磨我。我喝到一半的时候,看着儿子,跟他告别,我说:"妈妈真的想走了,妈妈对不起你……"儿子那时候还很小,是睡着的,看着他可爱的小脸,回忆着儿子成长的点点滴滴,我一下子醒过来了,我不能做糊涂事,我死了,儿子怎么办?于是我发了疯似的把瓶子砸在地上。

五年后,我们协议离婚了……

活着:痛苦与折磨

离婚后,我的人生跌入了谷底,也就是在这个时候,第二任丈夫出现在我的生命里，照顾我、温暖着我。我虽然结过婚，生过小孩，但那时候容貌还是可以的，身边还是有不少追求者。他跟人打赌说要追求我，为了追求我，他把婚都离了。那时候我觉得他是一个很好的人，自然也没有警惕性。陷入爱情中的我智商就是零。

我身体不好，他就照顾我，每天接我回家，送我上班，每次都是看着我进办公室才走，下班到家以后他在外面等到我关灯再离开，我被宠得像童话里的公主。我生病住院做手术，都是他照顾我，体贴入微，蛮有经验的。他对我妈妈也很好，后来时间长了，我们就住在一起了。

在一起以后是我另一段噩梦的开始。他好吃懒做、赌博、玩游戏，欠钱了就到处借钱、骗钱。骗人家说老婆生病了，人家借给他，他也不还，人家就到家里跟我要。被追债的日子里，只有把门锁上，我紧绷的神经才能放松下来，要不然我的心总是不能安宁。后来我想赶他出门的时候，再也赶不走了……

过了几年，我爸爸偏瘫了，作为家里的老大，我应该在爸爸有需要的时候第一个站出来。那时我的第二任丈夫就站出来，替我照顾我爸爸，一照顾就是18年。18年来，我爸爸由偏瘫变成全瘫，完全不能动，需要抱他去看病，三进三出医院。他这个人真的很怪，在照顾我爸爸这方面，他很有经验，像我爸爸这样子长期瘫在床上是要生疮的，但是我爸爸走的时候，身上一个疮都没有，他照顾得蛮好的。因为这一点，他经常跟我吵架，说你爸爸又不是我爸爸，你们家也有兄弟姐妹，关我什么事？这样他算抓住了我的弱点，我只能求他，拍他马屁。他要钱了,我就只能给他;他欠钱了,要债的人上门来,我也只能给。有一次,人家因为他借了五块钱就坐在我家门口不走,我只好报警。我很气愤,我就骂他,说我弄不过你,天在看,老天不会放过你的。

爸爸去世后不久,他就生病了,一直拉肚子。后来越拉越厉害,一天要拉十几次,拉到肚子里面空空的。我叫他去做个检查,他胆子小不敢去,后来病得越来越严重,治疗一次要五万块钱,我哪有那么多钱。他就求着我救他,我说:"我已经救过你了,我给过你不止一次机会了,跟你生活二十几年,给你擦了二十几年的屁股,我拿什么救你? 要我把房子卖掉去救你?"

他病死了,我花了三万多块钱给他买了块墓地……

他活着时,我赶不走他,他死后我却发了病。他活着是我的发泄口,我跟他吵架,还有一个人可以让我发泄;他死了,我的心一下子空了,没人让我发泄了,不管什么痛苦都是我一个人承受着,因此我得了抑郁症。

我发病的时候,自己折磨自己,自己打自己。全身就像有无数只虫子在爬来爬去,很难受,很难受,真的很难受,坐也不行,睡也不行。

活着:是爱还是恨

我前前后后自杀了四次,每一次都是儿子让我活下来的。第一次自杀是因为前夫,后来三次是因为第二任丈夫,我就喝毒药水,不能吃的东西我也吃,自我折磨,生不如死。后来我还割腕,眼看着血一滴一滴地淌下来,这个时候我又想起了儿子,他还没成家,从来没用过我的钱,作为母亲我感到无比惭愧,我又活了下来。

儿子 15 岁的时候,我把他送到了他爸爸那里。离婚后他爸爸再婚了,但他第二任妻子不能怀孕,生不了孩子。后来我前夫的父亲找上门来,跟我要孩子。知道他的来意后,我什么都没说就同意了。为什么? 因为我第二任丈夫他不要我儿子,他本来就是无赖,我儿子跟着我受了不少苦,我不能再让孩子受苦了,加上他爷爷家里条件蛮好的。为了儿子的将来,我就把 15 岁的他送过去了。

为这事,儿子恨了我一辈子,我也欠着他一辈子的债。我跟儿子说,我欠你的债我一定会还,这是我欠你的,我承认。

2016 年,有一天我在家里看电视,电视上放着某位明星捐献遗体的新闻。我想人家这么有钱有名都捐献遗体,我为什么不去捐献? 于是我就打咨询电话,然后去街道办事处做了遗体捐献登记。我想,走这条路的人,无论是世界名家,还是像我这样默默无闻的平凡人,每个人背后或许都有一段悲惨的故事,也正是因为自己体验过悲惨,尝过真正苦的滋味,才愿意舍小我,去帮助更多需要帮助的人,让更多在苦难中挣扎的人早日脱离苦海。

我志愿捐献的是我的眼角膜,当我拿到这个遗体捐献的红本子时,我的邻居、单位同事,个个都哭,后来我妈妈也哭,但我却异常激动和高兴,我想我总算能做一回真正的自己了,也能为社会做点儿贡献了。

我老了,我不想麻烦任何人,我走了这个房子给儿子,我也只有这点儿东西可以给他了,我现在退休工资也全部给他,我也不欠他债了。

【专家点评】

本案例案主年幼时原生家庭经济条件较差,她很小时就独立当家,帮助父母照顾弟弟妹妹。之后婚姻生活不如意,离婚后也得不到儿子的理解和体谅。其言语中透露出抑郁症患者在生活中的悲苦和挣扎,只能发出"不管什么痛苦都是我一个人承受着"的哀叹。然而纵使几度自杀,她仍想用捐献遗体的方式来证明自己一个人在社会上好好生存过,可见其在绝望中仍然希冀用自己的人生诠释活着的意义。这样的她,除了常规药物治疗和心理治疗之外,还需要社会支持,尤其是亲朋好友的宽容和接纳。这是抑郁症患者治疗和康复过程中不可忽视的一环,也是避免患者出现自杀等极端行为的重要保护因素之一。

(黄乐萍,副主任医师)

一 念 之 差

【口述人简介】

性别：男　　　　　　　　出生年份：1961 年

婚姻状况：未婚　　　　　患病年数：12 年

口述日期：2020 年 8 月 26 日

　　导读：这是一个整洁干净的家，这是一位清醒的老人，是 18 岁养家、30 岁功成名就、60 岁罹患癌症的老人。过往的"辉煌"逝去，只留他在疾病的缠结中挣扎求生。如果能回到过去，不知他是否会做出不一样的决定。关于精神障碍患者的刑事责任能力，1979 年通过的《中华人民共和国刑法》使用"两分法"，即要么有刑事责任能力，要么无刑事责任能力；1997 年修订的《中华人民共和国刑法》使用"三分法"，即完全刑事责任能力、限定刑事责任能力和无刑事责任能力。修订后的《中华人民共和国刑法》多出了"限定刑事责任能力"这一情形，规定"尚未完全丧失辨认或者控制自己行为能力的精神病人犯罪的,应当负刑事责任,但是可以从轻或者减轻处罚"。

吃了官司,得了精神病

我身体不是很好,2016 年摔了一跤,腰椎断了,手术后又摔了一跤。现在我和三哥一起生活,以前我照顾他,现在换他照顾我。我三哥不算是一个很好的合作伙伴,总是拖我后腿。他的社会经验比我丰富,朋友也多,他就以我的口吻去向我朋友借钱,还把我的电脑卖掉。我有三个哥哥、一个弟弟,还有一个姐姐。我母亲走得早,我 13 岁的时候她就过世了,我 18 岁时父亲也过世了。大哥去年年初一去世了。二哥挺关心我的,经常过来看我。姐姐也将近 80 岁了,从小父母要做生意,都是她很辛苦地带我们。还有小弟,他现在在菲律宾,我们也有联系。

我是 2008 年确诊的,当时被确诊为酒精障碍(医学上称为"酒精所致精神障碍")。为什么会被诊断患有这个病呢? 是因为我把人给捅了,吃了官司。警察带我去做司法鉴定,看我精神上有没有问题,给我做司法鉴定的是两位年纪很大的专家,应该挺权威的,最后对我的诊断是大部分丧失民事行为能力。

歧视与限制

一旦得了这个病,它就会跟着我一辈子,影响我的后半生。你看抑郁症患者的自杀率那么高，但是他们也没有像我这么被歧视。这个病真的把我害惨了。

首先，我不能开车。我曾经也辉煌过，也疯狂过，现在连个汽车都没有。有车也没用，因为我有这个病，所以车子也不让我开，万一发生事故，就算人家车子撞到我，都得我赔。保险公司也很精明的，像我们这种人也不会卖保险给我们的，开车的梦算是碎了。

车不让开也就算了，狗也不让我养。我家里的那条狗，是我三哥养的，写在我三哥的名下。本来是我的，但有关部门告诉我，说我不能养，我就问他们我为什么不能养狗。他们说："有这个病就不能养狗。"为这事，当时我家里还来了好几名警察，说服我给狗换个户主（狗证）。换就换吧，我也能理解。

我也没有隐私。因为现在是信息化时代，很多信息都被泄露了，有的人可能觉得无所谓，但我们这个群体不一样。毕竟患精神疾病不是什么光彩的事，网络系统把我的信息泄露了，等于让我在大街上裸奔，最后连一块遮羞布都没了，哪里还有什么尊严！去年春节，我去人民医院看肺病，既然我是来看肺病的就给我看肺呗，干吗还在病历本上写我有精神障碍？是生怕我忘了自己还有精神病吗？我觉得他们应该没有这个权利。

一个礼拜没睡觉

正常人很难想象，一个星期或者十天睡不好觉是什么滋味，我就体验过,很恐怖的。长期不睡觉当然会不舒服,还容易出现幻觉,仿佛自己能控制得了很多东西。但那种感觉也不太真实,恍恍惚惚的,还有很重的精神负担。它可以重到什么程度?那些虚幻的声音会和真实的声音一样支配着我,支配着我走路,支配着我说话,支配着我日常生活中的一切。后来,我总结出来了,一定要睡觉。不管怎么样都要保证睡眠,只有保证了睡眠,那些幻觉才会消失,生活才能正常。现在的我,康复效果还可以,定期去社区医院开一些促进睡眠的药,很多年没有发过病了。

至于成立一个家庭,我想我是具备这个条件的,但是随着身边离开的人越来越多,我倒有些害怕婚姻了,其实是害怕失去,自己一个人过其实也挺好的。既然控制不住别人,控制不了失去,那就控制好自己吧。哦,我戴了一枚戒指,那没有什么含义,过去的就让它过去吧。

【专家点评】

本案例案主对自身问题和所造成的严重后果缺乏充分的认识,把所处的困境归咎于社会不公和自己遭遇的歧视。酒精的确会削弱个体的辨认和自我控制能力,这和醉酒后出现的紊乱言行有密切联系。酒精所致精神障碍(病理性醉酒除外)不同于其他类型的精神障碍,因为反复饮酒过量是患者随意的自我意志活动所造成的,即"明知有害而为之"。避免此类悲剧的发生重在预防:要广泛宣传饮酒的危害,提高人们的整体认识水平,严禁未成年人饮酒。当然，案主也渴望社会在法律允许的条件下给予他关爱和宽容。

（黄乐萍，副主任医师）

围　　城

【口述人简介】

性别：男　　　　　　　　出生年份：1963 年

婚姻状况：已婚　　　　　患病年数：16 年

口述日期：2021 年 2 月 8 日

导读：以前他觉得吃药是辅助，最重要的是自己的意志。但现在他发现，焦虑的情绪很难控制。这就像一座围城，不在其中的人不知道这滋味。

生 命 之 诚

家人与朋友都很佩服我，因为我已经戒酒十年了。过去我喝酒就像喝水一样，酒一箱一箱地买，我现在随身带的喝水杯子，过去是拿来喝酒的。我喝酒是从工作的时候开始的，我的好多同事也是这样。因为我们经常要一个人值班，也没有人去交流，很无聊的，所以就把抽烟、喝酒当成消遣了。

我有个同事是因为喝酒去世的，女朋友和他同居怀孕了，家人给他准备了结婚用的钱，结果他赌博输掉了，女朋友也离开了他。他一个人住，家里也没人管他。我们发现他好几天没来上班，去他家里看的时候，发现他的尸体已经发臭了。自那以后，我想得很明白，我要是再喝下去，结局就会和他一样。一个人喝酒真的是很危险的事情，倒在路边说不定都没人发现，也没人照顾。

我是喝酒喝坏了神经，身体也一直不好。最近，我在啃一根骨头的时候把上门牙卡住了，一个小骨头卡在牙缝里，当时因为没有牙签，我就用小木棒去捣，结果痛得不行。后来我去看口腔科，医生说我上颌骨骨裂了。现在已经好几个月了，还有点儿肿，我很担心它好不了。我也在网上咨询过医生，医生说我的焦虑情绪可能也对口腔恢复有影响。我能感觉到口腔里长了一个肉芽，于是去做了CT，也特别注意口腔卫生。昨天我去洗了个牙，洗完有血渗出来，我又担心会不会感染什么病。所以说我现在很纠结。在这件事之前，我的情况是没有这么严重的，基本上不来医院，晚上吃点儿安眠药就可以睡觉了。但现在我这个情况加重了，头疼得睡不着。

以前年轻的时候，我一旦有什么不舒服，就喝酒压下去。后来喝酒压不下去，我感觉不行了，就去了医院，医生就给我配药吃。最严重的是，有一段时间我离不开人。我妻子挺好的，她一直陪我上下班。我自己根本走不出门，那个时候我不懂，不知道这是焦虑症。有时我难受得在地上直打滚儿,浑身的肌肉都绷紧了,有一种吸口气都吐不出来的感觉。

现在虽然戒酒了,但有时候我还是有这种感觉,不敢出门,怕在外面发病,控制不住自己。如果必须出门,我会在出门前吃一两片安定(药名,一般指地西泮,用于治疗焦虑、失眠等)。我状态不好时就到附近的一家医院去,一到医院就有一种放心的感觉,因为这里的医生、护士都可以帮助我。有时候我出门散步,也会在这家医院附近走走,这样会感觉很踏实。

但有一点让我不愿意到这家医院去——我外婆是在这家医院去世的。我是她带大的,跟她的感情很深,她的去世对我影响很大。当时单位想把我调走,我不想走。外婆去世后,我直接在家里歇了几个月,最后还是被调到别的地方去了。

儿子是我的骄傲,他现在已经毕业参加工作了,也找了女朋友,女朋友是他的同学。前段时间,我们刚刚买好房子。我还记得儿子刚出生时的样子,后来他长大了些,我努力工作,供他读书,那是我最开心的事。那时候,我没有意识到钱的重要性,我有点儿后悔没有早早买房子。也许我年轻的时候该更努力一点儿,好好打拼。

有了折痕的白纸

我觉得自己就像一张有了折痕的白纸,想把这个折痕去掉是不可能的。我上次看了一本书,描述我现在这个情况,就像在这个圈子里走不出来，药物只不过起着辅助作用，能够稳定我的病情，不让我的身体情况变得更差，不让我更难受。最重要的是，在这个基础上，我得想办法去接触有正能量的人，尽量去想开心的事。

我过去经常去按摩店，去了以后浑身都放松了，这是一种精神上的享受。我感觉吃药毕竟有副作用，跟人家聊聊天就挺好的。我老婆有一次看见我在店门口，就和我吵架。疫情防控期间，我都不能出门，我和我老婆交流也少，好多话也不能跟她说，不能出门我就挺难过的。我知道，我老婆喜欢跟我在一起交流的感觉，但我不喜欢和带有负能量的她交流。我喜欢充满正能量的人，因为我本来就有很多负能量，负能量碰到负能量，对治疗是没有帮助的。

我以前就有焦虑症，但我根本没考虑到这是一种疾病。那个时候很年轻，觉得压力大不开心也很正常，我就经常到公园去跑步，通过运动自己就恢复了。渐渐地，运动已经没用了，但我也没有正确地去面对和解决，病情就更加严重了。

现在我的病情没有以前那么严重，它是阶段性的，要看我最近遇到了什么事，比如我口腔的问题，还有前段时间买房子的问题，当这些事情过去，我就可以甩掉焦虑情绪了。我现在了解到，焦虑不是特殊的疾病，它可能是很多人普遍存在的问题。

现在好多人有焦虑的状况，但是他们不会来医院。我想说，我们要面对现实，如果走得出来，那是好事；但要是走不出来，就要到医院就诊，医生能帮助我们。其实自己才是自己最强大的支柱，除了看医生，我们也要培养自己的兴趣爱好。比如，我写书法、养热带鱼、跑步,这些都对我有帮助,或许也能帮助到处于焦虑中的你。

【专家点评】

酒精依赖症患者常伴有精神障碍,最常见的是人格障碍、焦虑障碍、抑郁障碍、分裂样症状等。本案例中的案主就是共患焦虑障碍与酒精依赖症两种疾病,焦虑时"借酒消愁愁更愁",形成恶性循环。精神障碍与酒精依赖症相互交错、互为因果,医生在为这类患者治疗时千万不能忽视其心理问题。让酒精依赖症患者接受治疗所面临的第一个问题就是患者的"否认",即有意无意地淡化自己的问题,或根本不承认自己有问题。也有一些患者虽然承认了自己的问题,但仍拒绝接受治疗,觉得他们能控制自己。此时医生需要耐心和真诚,并引导家属陪伴与支持患者,消除患者的戒备心理,从而全面地了解患者,有的放矢地帮助患者摆脱困境。

(任其欢,主治医师)

一个人的生活

【口述人简介】

性别：女　　　　　　　　　出生年份：1985 年

婚姻状况：未婚　　　　　　患病年数：15 年

口述日期：2020 年 11 月 3 日

导读：她说："以前有开心或者难过的事，回到家可以跟爸爸说。可现在回到空荡荡的房子里，不知道跟谁说，也不知道谁愿意倾听。"

十五年前我读大二。五月份的某一天，我突然就像着了魔似的，处于一种无意识的飘飘然状态，周围的一切对我来说都是虚幻模糊的。我的大脑支配着我的双脚，迫使我离开学校往外面走，没有明确的目的地，"走"成为我当时生命的全部意义。后来，我被诊断患有精神分裂症，它改变了我的生活，而且将影响我一生。

在我的童年记忆里,爸爸妈妈一直在吵架,等我再大一些,我也习以为常了。他们在我上小学二年级的时候离婚了,爸爸住浦西虹口,妈妈住浦东南汇。一开始我跟妈妈住,爸爸想要回我的抚养权,多次协商和"骂战"无果后,最终通过法律途径"赢"了。在这个过程中我被拉来拉去,学校也"被"转过好几次。那时候我非常担心同学们误会我,认为我是个"骗礼物"的人,因为每次转校前,我都会收到很多分别礼物,可是过了一两个月,我又回来了。我的童年就是在这种动荡和纠结中度过的。

他们也有和谐相处的时候,比如我生病住院期间,他们俩分工配合,爸爸白天陪我,妈妈晚上陪我,虽然身处精神病院,但于我而言,却是一段非常温暖的时光。我收到大学录取通知书的时候,他们俩竟破天荒地聚在一张桌上为我举杯庆贺,在我往后痛苦难熬的日子里,那天的欢声笑语成为温暖我的一剂良药。

逝去的"大树"——爸爸

我很庆幸法院把我的抚养权判给爸爸,他脾气温和,我们就像朋友一样相处,比较聊得来。离婚前,爸爸在上海铁路局工作;离婚后,为了照顾年幼的我,他辞去这份稳定的工作,转行开出租车,这样就有时间送我上学、接我放学了。他曾经想给我找个后妈,但我当时觉得总归是自己亲妈好,在我的抗拒下最终不了了之。现在回想起来,那个阿姨对我其实也不错,我想爸爸对这段有始无终的感情也会很遗憾吧，但他从未在我面前抱怨过，后来他再也没找过。

2015年9月，爸爸突发心肌梗死过世了。这件事对我打击非常大，我无法接受他的不辞而别。他离开时才61岁，上海人平均寿命已经超过80岁了，他走得太早了！哪怕再活十年，年纪也不算大的！我依然记得事情发生的经过，那天下午三点多，我从街道阳光心园回家，像往常一样打开楼下信箱收取信件，然后上到二楼开门，我打开过道门，发现家里的房门大敞着，我当时很诧异，因为爸爸出车都是半夜回来，而且我们出门时都会习惯性地将这两道门锁上。我下意识地喊了声"爸爸"，没有人回应，再往里走，就看到爸爸僵硬地躺在沙发上，脸色发紫。我不清楚他具体什么时间走的，走之前有没有痛苦，有没有想要跟我说的话，一切都是这么突然，让我措手不及。我生病之后非常依赖他，从没想过有一天我会失去这棵为我遮风挡雨的"大树"。

爸爸在世时，每天早上五点钟起床，六点钟出车，然后晚上十点到十一点钟回来，节假日生意好的时候，一般都是凌晨一两点钟回来。我没生病前，他对我的期望很高，让我好好学习，将来考个好大学，找份好工作。我能明显感觉到，生病后爸爸对我更好了，很多事都依着我。我生病期间，情绪很不稳定，有时候脾气上来了，会骂他，也会对他拳脚相向。现在想想，当时他肯定被我伤透了心（落泪）。如果爸爸还在的话，我可能还是会耍性子，可能还没意识到这种行为对他的伤害，真应了那句话：失去方知珍贵。

他没有什么爱好，唯一的爱好就是喝点儿酒，工资基本花在应酬上了。他走后,我靠着街道每月发的残疾人补贴和低保维持生活。我还算幸运的,至少他给我留下了一套房子,不至于出去租房子住,可以少一大笔开销。

"刺猬"的爱——妈妈

相反,我和妈妈之间的感情很淡。爸爸走后,我其实蛮想跟我妈住在一起,毕竟是亲人,我希望她能陪着我、保护我,住一块也可以互相做个伴。但我们实在聊不到一块,她自己一个人住在浦东,周边都是她的老邻居,关系和睦。我以前经常去那边玩,现在有两年多没去了,她觉得如今的我很坍台,无论是我的处境,还是我圆润的体态,都会让她觉得在老邻居面前丢了面子,我自然是很识趣的。现在她每个月过来看我一次,逢年过节也会过来陪我。

爸爸过世后,家里来了很多亲戚,他生前的朋友都来了,大家帮忙料理爸爸的后事,我浑浑噩噩地跟着大家进进出出,像行尸走肉一样,妈妈也从浦东赶过来陪我,她的初心是好的。但跟她一起生活不到两个月,又因为一些琐事吵起来了。她骂我,骂得很难听,我当时已经非常难过了,就算是正常人也会非常悲痛,但我妈似乎不能理解。

我俩因为三观不同,待在一处总是会产生矛盾,有时候还会惊动居委会,其实都是一些小事。有一次跟她一起出去旅游,这本来是一件蛮开心的事，中途我不小心把她的保温杯弄丢了，她就开始埋怨我。最后牵扯到一些不相关的事情，她说不会要爸爸留给我的这套房子(爸爸走后，她成为我的监护人)，也不指望我给她养老送终，说得很难听。周围很多人都在看热闹，我当时真觉得无地自容，恨不得能找个地洞钻进去。我想，要是我嘴巴甜一些，像别的小姑娘一样撒撒娇，我们就不会吵起来了。但是我的暴脾气大概是得到她的"真传"，最后我们吵得不欢而散，从此我们再也不愿意与对方一起出去旅游了。在外面我们都能吵得这么厉害，在家里就更不用说了。爸爸在世时一直扮演着"调解员"的角色，但是收效甚微。

我胆子小，不敢一个人出去旅游，平时只敢在家周边溜达溜达。我很渴望有个人陪我一起去旅游，但我找不到。我很羡慕别人，有家人、朋友、同事，可以来一场说走就走的旅行。我也不敢让妈妈陪我，她的联想力太丰富了，动不动就说到爸爸留给我的房产，说她将来会去敬老院养老，好好的旅游最后总是弄得不欢而散。

她对医院和上门随访的精神卫生中心医生、社会工作者和街道工作人员很排斥，有时候社区医生联系她，她也会非常反感和抗拒。前几天她过来，我告诉她街道给我发了一些生活用品，如果她有需要可以拿回去。"谁要这种东西？"这种嫌弃的语气让我觉得心里很不舒服，她可能没察觉到我的不悦，或许也不是真的想伤害我，自己说完就忘了。但是我很敏感，一点点小事都能让我想很多，要不然我怎么会生这种病呢？

礼节性的亲情——大伯一家

爸爸去世后，大伯一直埋怨我，他说如果那天我没去阳光心园，爸爸就能得到及时救治。也是，每每想起，我内心都充满了悔恨和无尽的自责。

我与大伯家住在同一个小区相邻的楼栋，爸爸在世时，大伯对我还可以，到底是我爸爸的亲哥哥。大二那年，我因为这个病休学了一段时间，大伯陪着爸爸去学校帮我把宿舍里的东西都搬了回来。爸爸每个月给大伯伙食费，让他照顾我的晚饭。大伯每天下午会把菜买回来，拎到我家烧好，他们一家三口在我家吃完晚饭再回去。我第一次来例假，什么都不懂，以为自己要死了，哭着打电话给我爸爸，他当时在出车回不来，让大伯给了我十块钱去商店买卫生巾。

我生病那段时间，需要打利培酮长效针剂，一针要 2000 多块钱，爸爸手头紧，去找我大伯母（大伯家的经济大权在大伯母手里）借钱，被大伯母无情地拒绝了。我从来没听爸爸抱怨过，这件事情也是在爸爸走后，当时借钱给爸爸的一位朋友告诉我的。在当时，这个针剂相当于救命药，但我大伯母却不肯借钱给爸爸。

我姐姐（大伯的女儿）对我还可以，小时候我爸爸很疼她，为此，我还吃过醋。现在她结婚了，偶尔回娘家会叫我一起出去玩，但毕竟她结婚有孩子了，我们之间的交流是比较客气和有距离的。

"氧气式"温暖——街道

现在我一个人生活,自己照顾自己,工作日早上九点钟到下午三点钟在街道阳光心园,周末我会睡到上午十点钟左右,起床后洗洗弄弄吃个早饭,打扫一下屋子。高兴的话我就出去买个菜,回来自己做饭,偶尔会叫外卖,吃饱了下楼遛个弯,然后就回家里窝着。

街道阳光心园里的王老师年纪和我妈妈相仿,给了我很多缺失的温暖。她经常鼓励我、开导我,爸爸过世后,她是我生命中不可或缺的精神支柱。有一次,我们阳光心园的学员出去表演手语节目《感恩的心》,站在那大大的舞台上,当听到"让苍天知道我不认输"时,我想到这些年的坎坷经历以及命运的捉弄,自己对生活的热情以及被生活打倒后的狼狈……鼻子突然一酸,眼泪就止不住地流下来了,我在泪眼婆娑中表演完节目。从舞台上下来,王老师把我叫住:"陈××,你很厉害!"她边说边给我竖了大拇指。我不好意思地看着她:"没有没有,我好像有个动作做错了。""是吗？我没看出来呢。"她轻轻拍着我的肩膀,一股暖流从她宽厚的掌心传到我的肩头,流到我的心里,最后温暖了我的全身。我曾经设想过,万一哪天我在家里遇到紧急情况,王老师是我求助名单里的首选人。

爸爸在世时经常跟王老师交流我的康复情况,他们都认为我在待人接物方面过于一板一眼。熟悉我的人会知道,可能是疾病或者药物副作用导致我出现这种情况,比较能理解我的这种行为。但是不熟悉我的人就会觉得我在待人接物方面不是很通达,这也是我在职场上屡战屡败的主要原因吧。我其实是很想去工作的,王老师也曾给我推荐过一份比较适合我的工作。面试时我跟面试官说了很多,面试官问一个问题,我发散性地回答了很多,面试完之后就没回应了。

社区有一位女民警,人蛮好的,平时很关心我。有一次我下楼倒垃圾,在楼道里碰到她,她就问我:"你平时一个人会不会感到孤独?碰到合适的人可以试一试。"像我这样的人,结婚还是蛮困难的,如果有中意的对象,想要长久发展下去,是不可以隐瞒对方自己的状况的。即使对方不介意,一旦遗传给下一代,对孩子也是一种伤害,而且我自己的情况本身就不太好,拿什么去抚养他/她?万一找了个性格不合的对象,岂不是要像我爸爸妈妈那样整日吵架,最终离婚?所以,婚姻我不会考虑了,我想我这一辈子或许就这样了,不给国家添麻烦就算为国家做贡献了,至于未来,就交给时间吧。

【专家点评】

本案中案主的讲述完全围绕她的人际关系:和父母的关系,和亲戚的关系,和阳光心园工作人员的关系。已经去世的父亲是她最重要的精神支撑。父亲是个几近完美的形象,而母亲似乎是一个反面的形象。我们时常会在一些患者的描述中感觉到,他们的父母似乎一个是天使,一个是恶魔。也许事实上并非如此,而是他们分别被加上了天使和恶魔的滤镜。研究发现,精神分裂症患者的家庭如果有高情感表达的现象，患者的复发率就会更高。这里所说的高情感表达，可能是对患者过于担心，生怕任何的外界刺激影响了患者，过分关注患者的细微变化；也可能是对患者过分挑剔，时常用非常严厉的标准来要求患者。本案例中的母亲似乎就属于后者。若有可能，我们在患者的康复中，也需要对其家属做相应的心理教育，减少这种表达方式。

案主对大伯一家和对社区工作者的描述，似乎也形成了鲜明的对比。虽然我们很欣喜她对社区工作者的肯定，但是我们仍然希望她可以从生活中、从其他方面获取更多的人际支持。从她对大伯一家的描述中，我们可以看到她对人际关系有一种理想化的期待。只要关系中有让她失望的地方，她就很容易感到沮丧、退缩，这也让她更不容易获得有效的社会支持。她对感情的态度也同样如此。这也许是我们在后续工作中，可以和案主共同探讨和解决的问题。

（方芳，主任医师）

附　录

1. 精神分裂症[①]

    精神分裂症(schizophrenia)是所有严重精神障碍中最难以定义和描述的一种疾病。在不同的国家,不同的精神病学家赋予它不同的概念。目前大多数专家认为,精神分裂症是一组病因未明的精神疾病,患者存在思维、情感、行为等多方面的障碍及精神活动的不协调,可导致明显的职业和社会功能损害。

    【流行病学】精神分裂症患者可见于各种社会文化和各种地理区域中,不同地区的患病率存在一定差异,其原因除了地域、种族、文化等不同外,还包括诊断标准的采用与掌握上的不一致。精神分裂症终身患病率约为0.6%。据估算,我国有近700万人患精神分裂症。目前该病仍然是导致精神残疾的最主要的疾病。

    【病因】由于人类大脑结构和功能活动具有高度复杂性,人们对精神分裂症本质的认识尚存在较大的争议。目前精神分裂症的病因和影响因素还不是十分明确,其发病机制仍不清楚。学者们提出了

---

① 陆林:《沈渔邨精神病学(第6版)》,人民卫生出版社2018年版,第300页。

遗传因素、环境危险因素、神经发育异常、脑结构异常改变、神经生化异常、炎性反应理论、心理社会因素等病因假说。

【临床表现】大多数精神分裂症患者初次发病的年龄在青春期至成年早期，起病多缓慢，急性起病者较少。精神分裂症的临床表现错综复杂，除意识障碍、智能障碍不常见外，可出现各种精神症状。在精神分裂症研究中应用最为广泛的阳性和阴性症状评定量表(PANSS)中，阳性症状分为妄想、联想散漫、幻觉行为、兴奋、夸大、猜疑/被害、敌对性等，阴性症状分为情感迟钝、情感退缩、情感交流障碍、被动/淡漠、社会退缩、抽象思维障碍、交流缺乏自主性和流畅性、刻板思维等。

【治疗及康复】精神分裂症作为一种异质性疾病，患者在临床症状、病程和预后方面的差异很大。有些患者经过系统治疗能获得临床康复，而另一些患者的病程为慢性持续状态，经常会出现急性加重，需要终身治疗。在精神分裂症的全病程治疗中，既需要快速控制阳性症状，又需要兼顾长期疗效和预防策略，防止疾病慢性化。随着科技的进步，精神疾病诊疗技术的不断提高，以及新型抗精神病药物的研发，精神分裂症患者的症状已经得到越来越有效的控制。但在症状得到控制之后，患者如何回归社会，或者在症状暂时或持久性地无法得到控制的情况下，患者如何追求更有意义的生活，是现代精神康复事业的主题。

2. 双相情感障碍[①]

　　双相情感障碍(bipolar disorder,BD),也称双相障碍或躁郁症,是一类既有躁狂发作或轻躁狂发作,又有抑郁发作的常见精神障碍。躁狂发作的典型症状是情绪高涨、思维奔逸、精力和活动增加,抑郁发作的典型症状是情绪低落、思维迟缓和意志活动减退。

　　【流行病学】双相情感障碍患病率呈现逐渐上升的趋势,大约影响全球 2.4％的人口。2019 年我国发布的流行病数据显示,双相情感障碍终身患病风险为 0.6％,而且双相情感障碍在年轻人中的发病率更高,发病高峰年龄为 15～19 岁。虽然以锂盐/丙戊酸盐为代表的心境稳定剂为双相情感障碍治疗提供了有效的手段,但是双相情感障碍(尤其是双相抑郁)常因其临床的复杂性而识别困难、诊断不明确、治疗无策。

　　【病因】双相情感障碍的病因和发病机制尚不明确。大量研究资料显示,遗传与环境因素、神经生化因素、神经内分泌异常和生物节

① 陆林:《沈渔邨精神病学(第 6 版)》,人民卫生出版社 2018 年版,第 342 页。

律紊乱等都对其发生有明显影响，并且彼此之间相互作用，加速疾病的发生和发展。

【临床表现】双相情感障碍的临床表现为躁狂发作与抑郁发作两者交替发生，或两者以混合形式存在。患者在情绪高涨或低落反复、交替、不规则出现的同时，常见焦虑、强迫和物质滥用，也可出现幻觉、妄想或紧张等精神病性症状。病程多形演变，发作性、循环往复性、混合迁延性、潮起潮落式的病程不一而足。间歇期或长或短，间歇期患者的社会功能相对正常，但也可有社会功能受损。多次反复发作后会出现发作频率增加、病情更加复杂等现象。

【治疗及康复】双相情感障碍的治疗方式包括药物治疗、物理治疗、心理治疗等。药物治疗是主要方式，但高复发率、低依从性让人们开始认识到，仅靠药物治疗是远远不够的。心理干预作为药物治疗的辅助手段，对双相情感障碍患者的治疗有显著效果，其中个人和团体的心理教育、以家庭为中心的干预和功能修复成为最具成本效益的方式。

3. 抑郁障碍[①]

　　抑郁障碍是最常见的精神障碍,是一类以情绪或心情低落为主要表现的疾病的总称,伴有不同程度的认知和行为改变,也可伴有精神病性症状,如幻觉、妄想等。部分患者存在自伤、自杀行为,甚至因此死亡。抑郁障碍单次发作至少持续两周,常会反复发作,每次发作大多可以缓解,部分患者有残留症状或转为慢性,可造成严重的社会功能损害。抑郁障碍发作的核心症状为情绪低落、兴趣减退、快感缺失;心理学症状为焦虑、思维迟缓、认知扭曲或负性认知偏差(表现为无用感、无助感、无望感)及自罪自责等;躯体症状在抑郁障碍患者中并不少见,包括睡眠、饮食、体重和行为活动表现等方面。此外,部分患者还存在疼痛、心动过速、口干、便秘等与自主神经功能紊乱相关的症状。

　　【流行病学】2021 年,黄悦勤教授团队发表的《中国抑郁障碍患病率及卫生服务利用的流行病学现况研究》显示,我国成人抑郁障碍

---

① 　陆林:《沈渔邨精神病学(第 6 版)》,人民卫生出版社 2018 年版,第 380 页。

的终身患病率为 6.8%,其中抑郁症为 3.4%、心境恶劣障碍为 1.4%、未特定型抑郁障碍为 3.2%;抑郁障碍 12 个月患病率为 3.6%,其中抑郁症为 2.1%、心境恶劣障碍为 1.0%、未特定型抑郁障碍为 1.4%。新冠疫情进一步加快了抑郁症等心境障碍疾病的增长速度。根据世界卫生组织测算,在新冠疫情开始前的 2019 年,全球约有 1.93 亿抑郁障碍患者,而 2020 年约有 2.46 亿抑郁障碍患者,增加幅度约为 28%。

【病因】抑郁障碍的病因与发病机制复杂,目前尚未完全明确,可能是生物因素、心理因素及社会环境共同作用的结果,涉及遗传、神经化学、神经内分泌、神经影像、神经免疫、睡眠与脑电生理等多方面机制。

【临床表现】抑郁障碍患者因年龄、性别、文化背景、疾病状态的不同而具有不同的临床表现,主要表现与双相情感障碍抑郁发作相似。抑郁发作、持续性抑郁、儿童青少年抑郁障碍、老年抑郁、女性抑郁的临床症状各有不同,可以分为伴焦虑痛苦、伴混合特征、伴忧郁特征、伴非典型特征、伴精神病性特征、伴围产期发生等不同类型。

【治疗及康复】抑郁障碍的治疗方式有药物治疗、心理治疗和物理治疗,这些治疗方式可使大部分患者的症状缓解或显著减轻。但每种治疗方式均有其局限性,因此复燃与复发率高,存在残留症状、心理社会功能恢复与临床症状消除的不同步性。抑郁障碍的康复手段包括院内康复和社区康复。院内康复有心理健康教育、个人生活自理能力康复、疾病自我管理、社交技能和社会角色适应培训、绘画治疗、认知功能矫正;社区康复有家庭干预、职业康复。

4. 物质使用相关障碍[①]

　　物质(包括酒精与药物)相关的成瘾问题是世界范围内的公共卫生和社会问题。根据联合国的统计,除酒精和烟草等社会性成瘾物质外,全球非法药物(包括大麻)年滥用人数高达 2 亿,约占世界总人口的 3.4%。其中毒品使劳动力丧失、国民素质下降、艾滋病等传染性疾病传播,已成为危害国民身心健康和家庭、社会稳定的公害。但由于吸烟、饮酒人群基数大,其成瘾所造成的健康影响也不容小觑。

　　【流行病学】《2021 年中国毒情形势报告》显示,截至 2021 年年底,全国现吸毒人员较 2016 年年底下降 42.1%,但仍有 148.6 万人之多。在现有吸毒人员中,滥用海洛因的有 55.6 万名、滥用冰毒的有 79.3 万名、滥用氯胺酮的有 3.7 万名、滥用大麻的有 1.8 万名,同比分别下降 19%、18.5%、9%和 10.7%。《中国吸烟危害健康报告 2020》指出:我国吸烟人数超过 3 亿,15 岁以上人群吸烟率为 26.6%,其中男性吸烟率高达 50.5%,严重危害人民身体健康。世界

---

① 　陆林:《沈渔邨精神病学(第 6 版)》,人民卫生出版社 2018 年版,第 636 页。

卫生组织发表的《全球酒精与健康报告2018》中指出,在全球饮酒量呈下降趋势的情况下,中国是例外。该报告显示,中国人均酒精消费量从2005年的4.1升增长到2016年的7.2升。调查显示,2017年中国成年男性的人均饮酒量为11升,且其摄入的多为烈性酒和啤酒;女性的人均饮酒量则远少于男性,为3升。有研究预计,中国人的饮酒量将进一步上升,到2030年,中国人均饮酒量将超过10升。

【病因】物质使用相关障碍是社会、心理和生物学等多种因素相互作用的结果。成瘾性物质又称为精神活性物质,是指能够影响人类情绪、行为、意识状态,并有致依赖作用的化学物质。人们使用这些物质可取得或保持某些特殊的心理、生理状态。物质使用相关障碍的发病机制与人脑中的"犒赏系统"及多巴胺密切相关。

【临床表现】物质使用相关障碍包括阿片类物质相关障碍,兴奋剂相关障碍,大麻相关障碍,致幻剂相关障碍,氯胺酮相关障碍,镇静、催眠及抗焦虑药物滥用,酒精、烟草相关障碍等。其临床表现为成瘾与依赖,个体尽管明白成瘾物质会带来明显的问题,但仍会继续使用。自我用药的结果是耐受性增加,出现戒断症状和强迫性觅药行为。

【治疗及康复】物质使用相关障碍患者的行为和思维方式会发生一系列的变化,从而导致生理、心理和社会功能等方面的一系列损害,学习、生活等方面受到影响。物质使用相关障碍的治疗是一个较长的过程,需要进行药物、心理与社会康复以及回归社会等综合干预。

后　记

　　著书立说非本意，明眸传善成文章。这两句话应该能够比较客观且准确地表达编写此书的初心。我们真诚期望此书的出版能够让更多人换一个角度看待精神疾病，善待精神疾病患者。若能达到这一目的，也算是此书的一大贡献。

　　非常感谢上海市医学重点专科建设计划和虹口区社会心理服务体系建设试点等项目的资助支持，使得虹口区精神卫生中心的同仁们有机会编写此书。在新冠肺炎疫情防控期间，任务繁重、人员紧张一度成为我们这项工作的阻力，但编写组成员迎难而上，披荆斩棘，此书得以如期付梓，离不开大家的努力和付出。

　　首先，要感谢书中所有的受访者。感谢你们的慷慨和无私，访谈过程中你们自揭伤疤，犹如勇士，敞开心扉，吐露心声，毫无保留地将自己的疾病体验和疾病生活呈现给读者，正是你们的"大情怀"和"宽胸襟"，才能让读者有机会真正走进你们的世界。这对你们而言或许是一小步，但对精神卫生事业的进步而言却是一大步，只有让更多人读到你们，看到你们，我们才有可能成为"我们"。

其次，要感谢参与本书资料收集和整理工作的社工部同仁们，感谢李川、谢迎迎、黄丹琪、崔桃桃、胡思远、兰珊、姚煜霞以及社工实习生常鹏飞同学不计劳苦承担了大量的文字工作，这是一项费时费心的工作。

再次，要感谢所有参与点评的专家，他们是中、高级职称精神科医生或临床科室的负责人，日常工作加上疫情防控非常繁忙、辛苦。在多次通读文稿后，他们从各自的精神疾病诊治经验出发，用言简意赅的语言点评了每个案例的特色，并给予了专业的康复建议。这些评语是本书的点睛之笔。

最后，还要感谢出版社编辑对本书的大力支持，他们分别从结构上、伦理上给予了中肯且有建设性的指导意见。感谢上海交通大学医学院附属精神卫生中心谢斌教授、上海大学杨锃教授在繁忙工作之余为本书作序，向社会发出积极关爱、接纳精神疾病患者的倡议。

由于编者水平有限，本书还有诸多不足之处。例如，从专业角度而言，病例选择缺乏全面性，还有一些常见且高发的精神心理疾病未在本书中呈现，等等。这些话题有待于我们今后做更多的关注和深入的探讨。

"万事开头难"，好在我们迈出了第一步。希望第二步、第三步会有更多的同仁参与进来，各扬所长，共同为精神卫生事业的发展添砖加瓦。

汪作为

2021 年 3 月于上海虹口

内容提要

本书为精神疾病患者口述实录，书中记录了 28 位各类精神疾病患者的"原生态"人生故事和疾病体验。这些患者包括精神分裂症患者、抑郁症患者、双相情感障碍患者、物质使用相关障碍患者四大类。通过他们的口述，读者能够更加立体地理解精神疾病患者。他们是精神疾病患者，但他们中有的曾经是企业的高管、象牙塔里的尖子生、贤惠的妻子……然而，精神疾病的到来一度"扼杀"了他们对美好生活的所有期待。于是，摆脱疾病和命运的枷锁成为他们人生的新的"奋斗目标"，其中五味杂陈，读来令人顿生悲悯之心，也让人对他们为改变自己而做出的努力萌生敬佩之情。为了更好地让读者理解精神疾病，书中加入了对应的专家点评和疾病科普知识，希望读者能够进一步正确认识精神疾病，善待身边的精神疾病患者，共同为他们回归社会牵线搭桥、提供帮助。